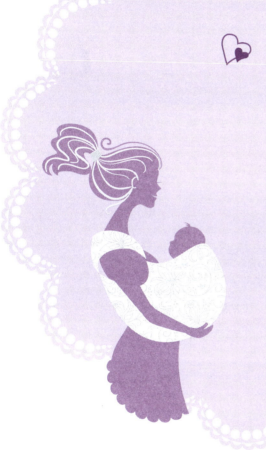

爱自己 爱宝宝

医生妈妈的母子健康经

首都医科大学宣武医院病理科主治医师 王玮 著

电子工业出版社
Publishing House of Electronics Industry
北京·BEIJING

未经许可，不得以任何方式复制或抄袭本书之部分或全部内容。
版权所有，侵权必究。

图书在版编目（CIP）数据

爱自己　爱宝宝：医生妈妈的母子健康经 / 王玮著. —— 北京：电子工业出版社，2016.10
ISBN 978-7-121-29572-0

Ⅰ.①爱… Ⅱ.①王… Ⅲ.①妇幼保健 – 基本知识 Ⅳ.①R17

中国版本图书馆CIP数据核字(2016)第178630号

策划编辑：牛晓丽
责任编辑：刘　晓
印　　刷：北京嘉恒彩色印刷有限责任公司
装　　订：北京嘉恒彩色印刷有限责任公司
出版发行：电子工业出版社
　　　　　北京市海淀区万寿路173信箱　邮编：100036
开　　本：787×980　1/16　印张：7.5　字数：172千字　彩插：18
版　　次：2016年10月第1版
印　　次：2016年10月第1次印刷
定　　价：39.80元

凡所购买电子工业出版社图书有缺损问题，请向购买书店调换。若书店售缺，请与本社发行部联系，联系及邮购电话：（010）88254888，88258888。
质量投诉请发邮件至zlts@phei.com.cn，盗版侵权举报请发邮件至dbqq@phei.com.cn。
本书咨询联系方式：liuxiao@phei.com.cn。

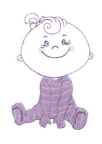

推荐序
Preface

　　一直以来，我都认为医学科普工作非常重要，对于提高广大人民群众的科学素养，促进人们形成正确的疾病观非常有帮助。毕竟，疾病是每个人一生当中都会遭遇的事情。掌握一些医学常识，不仅可以帮助我们最大限度地预防疾病的发生，也可以在遭遇疾病时，不至于无端恐慌。结合自身的亲身体验，作者为年轻的父母们提供了很多专业的育儿建议。

　　说实在话，刚接到作者的作序邀请时我是非常疑惑的。因为我知道，作者不是儿科专业医生。说到育儿科普，当然是我们儿科医生更有发言权了。但是，仔细阅读了作者的30余篇育儿经验分享，不由得让我衷心佩服，同时让我对自家孩子产生了一种深深的愧疚感。虽然不是儿科医生，但作者是具有医学专业知识的妈妈。她对孩子的观察细致入微，很多的小偏方、小经验是我这个专业的儿科医师也不知道的。非常钦佩她的勤奋，把自己的育儿经验记录下来与大家分享。反观自己，女儿一直到小学毕业体重都是不达标的；至今也不会做一样作者介绍的美食；工作忙是最堂皇的理由。作者的细心让我深感自己是多么不称职的妈妈。从头到脚（防冻疮、脚气）、从冬到夏，作者对孩子一年四季的护理都给予了细心关照；从健康孩子营养补充（补钙、肥胖话题）到孩子常见疾病（感冒、腹泻）的护理，也都给予了详细的建议；除此之外，作者还贡献了自己的厨房秘籍。相信这些经验分享对家长们，尤其是年轻的父母们极为有用，值得一读。

北京大学第一医院儿科主任医师、副教授

常杏芝

目录 Contents

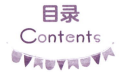

Chapter 1

巧妙应对常见病，让宝宝健康成长

8	黄疸，淡定应对	57	先天性心脏病早发现
11	遭遇"消化不良"	60	弓形体，也许你还不知道
13	宝宝腹泻冷静应对	62	不可忽视的"水汪汪"
16	再说婴儿腹泻——关于细节	64	因爱而伤——桡骨小头半脱位
19	说说便秘	66	别把微生物赶尽杀绝
23	关于幼儿急疹	69	癫痫，一场可能的持久战
26	别拿"肚子疼"不当回事儿	73	科学对待手足口病
29	面瘫愈后话面瘫	76	保护牙齿，必须从现在开始
32	偶遇"结膜充血"	80	成长的代价——营养不良性贫血
35	应对宝宝口腔溃疡	83	远离与面对烧烫伤、电击伤
38	发烧咳嗽别着急——小议抗生素的使用	86	疫苗接种，重中之重
41	吹空调的教训及伤风的应对方法	90	**专题：宝宝四季健康护理小知识**
44	聪明宝宝"吃"出来	90	Part 1　宝宝冬季健康小细节
47	家有"肥胖儿"	93	Part 2　宝宝夏季健康小细节
51	补钙那些事儿	96	Part 3　宝宝春秋季健康小细节
54	这恼人的湿疹		

关爱自己，才能更好地照顾宝宝

Chapter 2

- 100　健康清爽坐月子
- 104　警惕胃病，从现在开始
- 107　宫颈那点事儿
- 110　正确认识乳腺疾病，防患于未然
- 113　妇科感染靠边儿站
- 116　腰酸背痛腿抽筋，我们究竟怎么了
- 119　重视产后恶露

美味小零食，让宝宝吃出好体质

Chapter 3

- 122　冻酸奶芝士蛋糕，夏日补钙之首选
- 126　大理石纹芝士，补钙好选择
- 130　蛋白霜饼干，郊游好伴侣
- 134　戚风，送给孩子的礼物
- 139　家常零食，牛奶小饼干
- 143　蜂蜜蛋糕，简约的经典
- 147　猪肝蛋羹，宝宝补铁首选
- 150　香菇瘦肉粥，健康从早餐开始

- 152　**附录 A**
- 154　**附录 B**
- 155　**后记**

Chapter 1

巧妙应对常见病，让宝宝健康成长

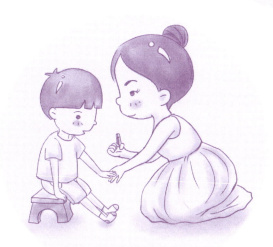

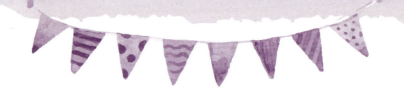

黄疸，淡定应对

几乎每一次去儿科诊室，都能看到有爸爸妈妈在向医生咨询宝宝黄疸的问题，原本健康漂亮的新生宝宝突然变得浑身黄乎乎的，这确实是一件让新手父母非常纠结的事情。但事实上，面对新生儿黄疸，我们完全没有必要过于紧张，它就好像我们都比较熟知的生理性体重下降和生理性贫血一样，宝宝在新生儿阶段出现的黄疸也大多属于生理性的，我们只要了解了生理性黄疸的特点，接下来要做的就是静静地等待宝宝黄疸的消退。

那么什么是生理性黄疸呢？这类新生儿黄疸一般指出生后2~3天出现的黄疸，一般4~6天可以达到高峰，7~10天即可消退。早产儿的生理性黄疸可以持续3~4周之久。在生理性黄疸期间，宝宝食欲良好，偶尔会出现轻微食欲不振，但精神状态不会受到影响，且体重呈缓慢增长趋势，大小便的颜色不会出现异常。只有在宝宝出生后24小时之内出现黄疸，且颜色迅速加深，足月宝宝超过2周、早产宝宝超过4周仍不消退，或者消退后又再度出现时，我们才考虑病理性黄疸的可能性。

除了发生和消退时间上的特点，生理性黄疸的主要表现还包括黄疸颜色一般较浅，宝宝皮肤仍可以在发黄的基础上透出红润的色泽，黄疸部位以头面部和躯干为主，多数不超过肘关节和膝关节，也就是说宝宝的前臂、小腿和手脚大多不会被累及；此外，一般来说，宝宝的状况良好，不会出现精神萎靡、喂养困难、贫血或肝脾肿大等问题。现在普遍认为生理性黄疸的发生原因主要与宝宝出生时肝功能尚不成熟以及肠道正常菌群尚未建立有关，因此生理性黄疸无需治疗，等到宝宝肝功能和肠道功能完善之后，黄疸自可消退。

那么是不是说宝宝出现生理性黄疸之后，我们就可以完全听之任之呢？当然也不是的。宝宝一旦出现黄疸，我们需要每天仔细观察宝宝的状况，一旦出现黄疸进行性加重、食欲下降、体温升高、大便颜色变浅或有烦躁、嗜睡等表现，就必须要考虑到病理性黄疸的可能性，这个时候不要有任何犹豫，立即带宝宝去医院检查治疗才是唯一正确的选择。

所以接下来，我们就要简单说说几种病理性黄疸的特点。

首先是母乳性黄疸。母乳性黄疸是一种特殊类型的病理性黄疸，顾名思义，它是由母乳喂养导致的，其特点是黄疸的程度超过一般的生理性黄疸，在生理性黄疸的高峰期之后，黄疸仍然会进一步加重，如果此时选择继续哺乳，那么黄疸会在高水平上维持一段时间之后才会逐渐下降，这段时间有时甚至可以长达数月之久；而一旦停止哺乳，48小时内黄疸就会有明显消退的趋势，但如若再次开始哺乳，黄疸又会重复出现。目前针对母乳性黄疸的建议是，只要宝宝的黄疸不属于特别严重的那种，就不用停止母乳喂养，母乳性黄疸既不会影响宝宝的生长发育，也不会影响疫苗的接种，我们只要静待宝宝黄疸慢慢消退就好。但是如果宝宝的黄疸确实比较严重，那么也可以暂时停止哺乳，改用配方奶粉代替，待黄疸逐渐消退之后再尝试恢复母乳喂养。

另一种出现概率相对较高的病理性黄疸是溶血性黄疸，它是由于母亲和宝宝血型不合引起的。其主要特点是出现时间早，一般在宝宝出生后24小时内出现，黄疸的严重程度不一；通常来说，宝宝出生之后24小时之内我们应该还在医院进行观察，所以溶血性黄疸的宝宝一般都可以得到及时的诊治。对于黄疸比较轻微的宝宝，医院一般会采用光照疗法，黄疸非常严重的，医院会建议采取换血疗法。

感染性黄疸也是病理性黄疸的一种，它是由于细菌或病毒感染造成肝细胞受损进而引起的，其主要特点是黄疸持续不消退，或者消退后又重新出现。感染性黄疸大多属于宫内感染，如巨细胞病毒、乙肝病毒、风疹病毒或弓形体都可能导致宝宝出现感染性黄疸。因此在孕期严格避免接触上述病毒就显得尤为重要。特别需要指出的是，这些病毒不仅会造成宝宝肝脏受损，也可能会导致宝宝出现神经系统、心血管系统的发育畸形，所以无论从哪个角度来说，孕期的防护都是值得我们充分重视的。

还有一种较为罕见的病理性黄疸是阻塞性黄疸，它是因宝宝先天性胆道发育畸形引起的，最常见的畸形是胆道闭锁。这种黄疸的特点是宝宝在出生后数周内会再次出现黄疸，且颜色逐渐加深，同时大便颜色变浅，甚至最终会变为灰白色。阻塞性黄疸的诊断需要依靠B超检查，一旦确诊，医院会建议宝宝尽快接受手术治疗，以防止胆汁性肝硬化等并发症的出现。

除了母乳性黄疸之外，其他几种病理性黄疸如果没有得到及时、妥善的治疗，都有可能发展为核黄疸，即胆红素脑病，它是由于血液中胆红素含量增高，继而进入中枢神经系统所导致的。发生核黄疸的宝宝会出现嗜睡、拒奶、四肢强直、眼球震颤，甚至惊厥，治疗后多数也会留有智力低下、癫痫等后遗症。所以一旦发现宝宝有病理性黄疸的征兆，我们一定要尽快带宝宝到医院就诊，越早治疗，宝宝的预后就会越好。

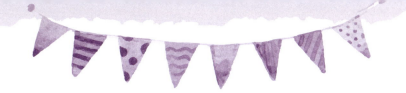

遭遇"消化不良"

在图图的喂养上,我和图图他爸一直还算是比较有原则的,可即便如此,孩子还是经常有吃多了、吃撑了的情况,用句书面语,就叫做"消化不良"。俗话说得好,要想小儿安,三分饥和寒,这话谁都懂,可稍不留神,就被孩子迷惑了;现在想想,确实是我们疏忽大意了,孩子食欲好是一方面,应该喂多少,则是另外一方面。

那么,怎么就知道孩子是消化不良了呢?

万能的某搜索引擎告诉我们,婴儿的消化不良,除了食欲减退之外,还伴有轻度的腹泻,即大便每天约3~10次,黄色或绿色,呈稀糊状或蛋花汤样,常见白色或黄白色奶瓣或泡沫,有酸味儿,孩子偶尔也会伴有恶心和呕吐;但是在腹泻期间,孩子体重虽有轻度下降,但精神状态尚好,偶有低热,无脱水。

和这些症状一对比,图图显然就是典型的消化不良了。首先,小家伙这次的主要表现就是腹泻,每天大概5~6次,以蛋花汤样的大便居多,有酸味儿,能看到黄白色的奶瓣;其次,虽然食欲受到了一定影响,但是他的精神状态很好,体温也是正常的,没有出现过呕吐的现象;当然,我们还能够回忆起这次消化不良的诱因,那就是之前的两三天,图图偶尔会比平时多吃一些面条,苹果也从每天的半个增加到了每天一个。于是,在大便检查一切正常之后,我们可以确定小家伙就是消化不良了。

知道了病情,也知道不是其他原因造成之后,我这心里也算是踏实了一些。既然是消化不良,咱们就对症下药吧。

其实与其说是用药,不如说就是胃肠道的调理,因为消化不良没有什么特殊的药物可用,最可靠、最有效的还是我们耳熟能详的"妈咪爱"。孩子的消化不良,首先要注意的就是不能乱用抗生素,妈咪爱属于活菌类药物,可以调节肠道菌群,针对消化不良性腹泻是最安全的选择。

此外,在控制症状上,思密达(成分为蒙脱石散)和肚脐贴也是可以尝试的选择，前者主要用于减轻腹泻，而后者则可以帮助孩子理顺肠道气体，减轻腹胀、腹痛的症状。需要特别注意的是思密达的正确用法：六个月左右的宝宝，每天一包，分早中晚三次服用，一包药物需要加水50毫升，也就是每次加水17毫升左右（尽量不要多加，多加水容易导致药物效果降低）；而八个月到一岁的宝宝，则分为早晚两次服用，每次半包，每次加水25毫升，总水量仍旧是50毫升。

当然，饮食方面也还是需要格外注意的，因为是消化不良性腹泻，所以在辅食的控制上，就要更严格一些。最好的办法，就是停止一切辅食，或者为了防止孩子脱水，适当吃一些添加少许食盐的米汤。除此之外，每顿的奶量也要适当减少，吃到七分饱就可以了，特别是在腹泻的恢复期，千万不能为了满足孩子的食欲，而迅速将奶量提高，否则对孩子的胃肠道是较重的负担。

总体来说，消化不良性腹泻如果调理得当，还是比较容易痊愈的。还是那句话，对于咱们新手爸妈，有些细节需要格外注意。细节决定成败，细节更决定健康，咱们少走些弯路，宝宝也能更舒服地成长。

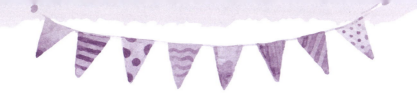

宝宝腹泻冷静应对

出生6个月之后,图图开始偶尔闹些小毛病:第一次是幼儿急疹,因为症状还算比较典型,所以我只在一开始着急上火了一下,而后就冷静应付了;而第二次,是一场历时整整4天仍然无法完全缓解的腹泻。由于一开始时并不了解病因,我着实是着急了一把,好在之后去化验便常规没有发现什么严重的问题,我这颗悬着的心才总算是慢慢落了下来。

或许是因为职业的缘故,我喜欢在生病之后总结一些小的经验。有了图图之后,这个爱好就成为了我一直保持的习惯,因为不仅对图图有好处,其他妈妈如果需要,我也可以跟大家一起分享,所有宝宝都健康才是真的健康,作为一名医务工作者,这算是基本的觉悟吧。好了,废话不多说,写一写关于这次腹泻的小感悟。

首先是起病。如果我没有记错,图图这次是突然出现腹泻的,但是一开始的时候并不严重,只是在每次大便的最后会有一些极稀的便便。这个时候,我的经验是什么都不要做,先观察,如果宝宝在第一次稀便之后很快出现发烧或者食欲和精神不佳的状况,那么不要犹豫,迅速带上宝宝奔向医院;而若是经过观察,食欲和精神状态都不受影响的话,我们可以继续观察,不过要停掉果泥、菜泥、果汁和蛋黄这几种辅食。

然后就是中间的病程了。这个时候,要按照三种情况来分别对待。

其一是在观察过程中,宝宝的病情出现比较迅速的恶化的情况。也就是说,宝宝在开始腹泻一段时间后,逐渐出现食欲不振、易激惹、易哭闹、大便次数明显增多、大便明显向稀水或者泡沫样转变等症状,这个时候,无论宝宝是否存在发烧的状况,都要尽快带宝宝到医院就诊。一般来说,此时做便常规检查,是一定会出现异常的。之所以需要尽快就诊,主要有两方面的原因,一来是为了确定宝宝肠道感染的病原菌,以对症下药;二来是为了防止宝宝长时间腹泻造成脱水,所以要尽快给予补液治疗。

其二就是经过观察，宝宝的症状并没有加重，也没有出现食欲和精神减弱的情况，但是腹泻并没有减轻的迹象，这是最常见的情况。图图这次的腹泻，也是属于这种情况。我的经验是，这个时候为求稳妥，可以由家长用洁净的容器带着宝宝的大便（排出一个小时之内）去医院化验，不用带宝宝一同前往，以减少宝宝和其他患儿接触的机会；之后的便常规检查，通常会检出白细胞，但是数量不会超过临界值，同时大便内也不会存在潜血。

这种情况下，最好的治疗办法就是给宝宝服用思密达或者妈咪爱等药，同时让宝宝多喝水，这样有助于肠道内菌群的调节，同时也避免了因为腹泻而造成脱水。饮食方面，应该给宝宝停掉除了粥以外的一切辅食，包括鸡蛋、面条、水果、蔬菜和一些肉泥、鱼泥等，因为这个时候宝宝的胃肠道是比较脆弱的，吃进去的辅食不但不容易被吸收，还会加重肠道负担，更加不利于腹泻的恢复。在喂给宝宝粥的时候，可以适当加入少许食盐，起到防止低渗性脱水的作用。除了粥，宝宝仍旧需要正常吃奶，不过需要注意的是，奶量应比平时稍有减少，以减轻宝宝的胃肠道负担。

这种腹泻，多为自限性疾病，多则一周就会自然缓解，所以妈妈们只要保证宝宝不脱水，其他也就没有什么需要特别注意的了。如果一定要说注意事项，那么就是希望妈妈们能够保持足够的冷静，不要慌了手脚，更不要给宝宝乱用抗生素。如果正好赶上宝宝接种疫苗的日子，需要把接种日期往后延，以免宝宝因免疫力低下而出现对疫苗的不良反应。

其三就是经过观察发现宝宝的腹泻只是一过性的，很快就恢复正常了，这也是最理想的情况了。这样的腹泻多是因为着凉或者之前饮食过量引起的，妈妈们是完全不用担心的。护理上面，可以给宝宝少量服用妈咪爱，调节一下肠道菌群，奶和辅食都可以按照之前的规律来吃，只是需要稍微减量，以利于胃肠道功能的尽快恢复。同时需要注意的是，平时要引导宝宝多活动，这样才有利于宝宝身体正常机能的建立，为日后宝宝能够拥有一个强健的体魄打下坚实的基础。

最后，我们要说说宝宝腹泻痊愈之后的调理。这方面其实不用细说妈妈们也都了解，那就是给宝宝增加食物需要循序渐进——可以先把面条重新加入宝宝每日的食谱中，之后依次是果泥、菜泥、蛋黄和鱼泥、肉泥，千万不可以过于激进，因为即便腹泻已经痊愈，宝宝的胃肠道仍旧是脆弱的，是需要呵护的，欲速则不达，慢慢来才是真正的为宝宝好。

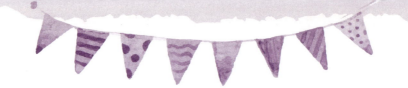

再说婴儿腹泻——关于细节

经过整整一周的时间,图图的腹泻基本上已经从病毒性肠炎阶段过渡到了肠道功能紊乱阶段,于是我们的重点便转向了进一步调理。而通过这一周的观察,我发现关于腹泻这件事,还有一些细节需要再重点记录一下,以下是我的一点儿体会。

一、关于病程

上次说过了,像这种不影响宝宝饮食和精神状态、便常规检查也排除了细菌感染的腹泻,多属于病毒性腹泻,是一种自限性疾病,即使不做任何治疗,一周左右也会自然痊愈;可是通过这次图图的情况,我发现,事情很多时候并不像我们想的那么简单,婴儿的腹泻就是如此。

很多妈妈在宝宝腹泻满一周之后,便开始热切地期待见到宝宝成形的大便,但结果往往事与愿违。说实话,这方面我也是有些着急上火的:为什么宝宝的大便次数少了,也不再拉水样大便了,可却迟迟恢复不到发病前的样子呢?

带着这个问题,我咨询了一位儿科专家,得到了这样的答复:婴儿和大人不同,他们的肠道功能一旦受到损伤,恢复起来是相对缓慢的,所以虽然宝宝的病毒性腹泻已经痊愈,但因为肠道功能尚未完全恢复,菌群也尚未调整到正常水平,因而大便次数仍旧要比健康时略多,也仍旧还是偏稀,这都是正常的现象,而这种现象一般还要持续一周左右。

二、关于治疗

那么既然宝宝的腹泻总要持续一些时日,我们就需要再掌握一些治疗方面的原则。

首先是用药。上次也说过了,但凡这种病毒性腹泻,一定不要给宝宝乱用抗生素，为了能够缓解症状，也为了避免宝宝因为失水过多而造成脱水，只要选用思密达就可以了。按照前面介绍的正确的方法用药，对抗婴儿的病毒性腹泻就足够了。

其次是食疗。婴儿在腹泻期间，除了每天要按量吃奶之外，其他的辅食只能够选择粥、米粉或者少许面条，因为对于婴儿脆弱的胃肠道，只有碳水化合物类的辅食，才不会起到"助纣为虐"的作用。而今天要说的，也算个特例，可能很多妈妈是知道的，那就是对腹泻有着很好疗效的"冰糖蒸苹果"。

那段时间，我们一直在给图图吃这个。据我观察，吃冰糖蒸苹果之后，图图的肠道功能紊乱确实恢复得更快了。具体做法是：首先把苹果洗净去皮（一般8个月左右的婴儿，每天吃半个就足够了）；然后将去皮之后的苹果切成薄片，装在盘子里，这样处理的目的，是为了让苹果能够容易蒸熟，不至于因为蒸得时间过久而造成营养成分流失；之后，放入两三小块冰糖，注意盘子里不要加水，直接上屉蒸就可以了；待到苹果成为膏状，取出凉凉，就可以给宝宝食用了。

冰糖蒸苹果除了能够促进胃肠道功能的恢复之外，还有一个好处，就是可以在宝宝腹泻期间，给宝宝补充足够的维生素和矿物质，最大限度地避免宝宝因为辅食的减量而造成营养素的缺乏。

三、关于其他小细节

除了上述两点之外，还有其他一些细节也是值得我们注意的。

首先要说的是水分的补充。在这里主要就是想说，虽然水分补充很重要，但也不要单纯地为了补水而补水。如果宝宝拒绝喝水，那么很可能是因为体内并不缺水，这个时候，就不要勉强宝宝，因为宝宝从吃奶、喝粥甚至是服药的过程中也摄入了水分，并不是说宝宝一腹泻就会严重缺水。但如果发现宝宝尿量减少、前囟稍凹陷，那就说明宝宝确实是缺水了，这个时候，可以给宝宝适当补充淡盐水，或者往粥里面加少许食盐，都有助于减轻宝宝脱水的危险。

第二个要说的是卫生问题。因为腹泻中的宝宝胃肠道功能本来就脆弱，因此卫生问题要比平时更被重视起来才可以，包括给宝宝勤洗手、勤剪指甲，经常给宝宝的小玩具和牙胶清洗消毒等，都是我们不应该忽视的。

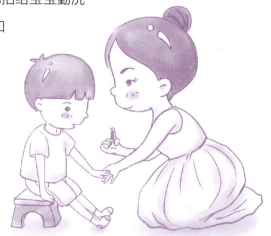

第三个要说的也是最重要的，就是剩菜剩饭的处理。有些宝宝的看护人，尤其是奶奶爷爷或姥姥姥爷，会因为心疼剩下的奶液或者辅食扔掉太浪费，而把它们留下来，等到下一顿的时候给宝宝热着吃，在宝宝腹泻期间，这种做法是极不可取的。剩下的食物，特别是奶液，是细菌很好的培养基，健康的宝宝尚且可以耐受少许外来细菌，但腹泻时的宝宝则不行，所以这种因小失大的事情，我们最好还是杜绝。

当宝宝生病的时候，我们更要注重一些生活细节，为了宝宝的健康，让我们尽自己最大的努力吧。

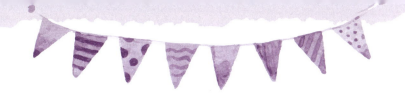

说说便秘

自打图图因为消化不良出现了腹泻之后,我们便格外注意起了他的饮食,每天把鸡蛋和面条分开给他吃。这样,他就有了充分的时间来消化这些对于婴儿来说还相对不容易消化的辅食。事实证明,我们的努力还是很有成效的,一段时间之后,图图无论是食欲还是脸色,都比之前更好了,看上去也更活泼了,这让我们打心眼儿里感到高兴。

不过孩子的身体就好比夏天的天气一样,前一分钟还是阳光明媚,下一分钟就可能是大雨瓢泼。这不,仅仅是因为春季天气多风少雨,图图小朋友又有点儿大便干燥了。有了上次应对腹泻的经验,我们这回给他来了一个未雨绸缪。都说小孩子容易便秘,我们一看图图小朋友有了这个征兆,便先一步采取了措施,把眼见就要到来的便秘扼杀在了摇篮里。以下来跟大家分享一下我的小体会。

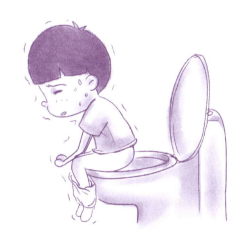

一开始,我们还是先来说说便秘的成因:婴儿的便秘,除了先天肠道畸形的原因外,大部分都属于功能性便秘,与孩子的饮食结构和营养状况密切相关。当孩子的营养不良的时候,肠道平滑肌活动无力,导致大便不易排出;当孩子的饮食富含水分和脂质的时候,大便就稀软而润滑,反之当孩子的饮食缺乏足够的水分和纤维时,大便就容易干结。好了,有了理论作为依据,接下来,我们就可以根据需求来安排宝宝的饮食了。

第一步,原则上是要排除孩子的营养不良因素。对于图图来说,我们可以肯定是不存在这个原因的。因为图图从出生之后,一直是合理喂养的,而且这个小家伙不挑食,什么都能很顺利地吃进去,身高和体重始终属于正常上限附近。

对于饮食不好的宝宝,要如何知道宝宝是否存在营养不良呢?一个比较简单的办法就是看宝宝的精神状态和皮下脂肪。一般来说,营养不良的宝宝精神也不好,不喜欢玩耍,看上去总是给人一种蔫蔫的感觉,如果我们测量一下宝宝腹部的皮下脂肪,会发现轻度营养不良的宝宝,其腹部皮下脂肪厚度小于8毫米,而一旦脂肪厚度小于4毫米,则说明宝宝已经存在中度到重度营养不良。所以我们首先是要给宝宝测量一下,如果发现宝宝确实属于营养不良,那么克服便秘就要先从改善营养做起,在这里,我们就不详细讨论了。

那么,营养水平正常的宝宝,一旦出现便秘要如何改善呢?一般来说,我们常用的办法无非就是三种:换奶粉、揉肚子、润滑肠道。其实,真正对缓解宝宝便秘有效的办法还是日常饮食的调理。

首先是水果的食用。很多家长特别是老人,总怕宝宝胃肠道弱,迟迟不让宝宝尝试吃水果,其实这是大错特错的。水果里面含有丰富的膳食纤维和果胶,对于宝宝的大便通畅,有着无可比拟的好处。从小开始吃水果的宝宝,便秘的发生概率是非常低的。那么所谓"从小",究竟应该是从什么时候开始呢?我的经验是从宝宝可以添加辅食开始。宝宝四到六个月之后,我们可以开始给他添加辅食,这个时候,我们可以尝试把水果刮泥给他吃。这里需要说明的是水果的选择。我的经验是,随着不同季节的变更,只要是不上火的时令水果,均可以作为备选;不过草莓、樱桃、桔子属于比较容易上火的,给宝宝食用需谨慎。

选对了水果,接下来就是吃法,为了保证水果中的纤维不被破坏,我遵循的原则就是能生吃就不加热,能切块就不刮泥,榨果汁的方法比较容易破坏水果中的膳食纤维,所以并不推荐使用。简单说说我们常给图图吃的水果和吃法吧。(1)苹果,自从图图长牙开始,我们已经从刮泥变成刮小块或者刮薄片,这样既能保存苹果中的膳食纤维,又可以锻炼孩子的咀嚼功能,一举两得;(2)柚子,掰成一粒粒的直接吃,像柚子和橙子这种水果,有天然的颗粒,很省事儿,而且味道很赞,图图极喜欢；（3）香蕉和火龙果，这两种属于利于通便的水果，不能多吃，而且它们的共同特点是质地很软，对于长了牙的宝宝，一定不能让他们自己拿着啃，一定要大人来喂，以免因为啃了大块而噎住。当宝宝已经出现大便略干和便秘征兆时，这两种水果便为首选。（4）草莓，刚才说过，因为草莓容易上火，所以不宜给宝宝多吃，但草莓含有丰富的果胶和维生素，因此又不能完全舍弃。我的经验是，每天可以给宝宝吃一两个，这样还是比较有把握的。

接下来就是蔬菜的食用，当宝宝可以添加辅食之后，绿叶蔬菜和西红柿、胡萝卜等需要及时为宝宝添加。对于蔬菜的添加，没有什么特别需要注意的，像油麦菜、菠菜、油菜、生菜、白菜、芹菜以及西红柿……只要你能想到的，就可以往宝宝的面条和鸡蛋羹里面"扔"。新鲜的蔬菜只要弄熟，就不会给宝宝的胃肠道增加任何负担；而且蔬菜里面的膳食纤维可以最大限度地预防便秘。同时，蔬菜还含有比较丰富的微量元素，能有效地防止宝宝缺锌、缺铁，说起来，也是一举多得的好事儿。

不过在蔬菜的添加中，需要注意饮食搭配问题。我们都知道，菠菜和豆腐是不能搭配食用的，对于宝宝尤其如此，因为草酸钙会影响宝宝对钙质的吸收，极易造成宝宝缺钙。同理，食用菠菜的时候，要距离宝宝吃奶有一定的时间间隔，以免钙质流失。此外，白薯和香蕉最好不要同时食用，这两种食物都有着比较明显的通便作用，针对严重便秘的宝宝，可以把二者制成糊一起喂，而平常应尽量分开食用，以免造成宝宝腹泻。

当然，以上都是防止宝宝便秘的办法，那么如果宝宝已经出现便秘，又该怎么办呢？因为图图没有便秘过，所以我并没有切身的体会，只能是"道听途说"，因此就不在此卖弄了。但是我想说，既然"换奶粉、揉肚子、润滑肠道"已经成为了官方说法，那么就必然有它们的依据。这里，我仅仅做一点儿补充：第一，奶粉不能换得太勤，否则宝宝的胃肠道不能适应，反而会导致胃肠道功能障碍；第二，揉肚子要顺时针揉，每天规律地揉三次，每次五到十分钟，千万不能逆时针，会适得其反的；第三，非到万不得已最好不要使用开塞露或者肥皂头润滑肠道的办法，因为这两种方法容易使宝宝产生依赖性，造成以后排便困难，最好还是让宝宝养成每天定时排便的习惯，一劳永逸。

最后，再告诉妈妈们一个小偏方，非常灵验，但也正是因为它太灵验，所以给宝宝使用时，需要谨慎，以免造成宝宝腹泻。方法很简单，就是用新鲜的大白菜，榨成汁喝，每天一小杯，不仅对宝宝适用，对长期便秘的人群，效果都是不错的，也可以适量添加蜂蜜，效果更好哦。

关于幼儿急疹

图图刚满半周岁的第一个星期对于我来说,可以算是难忘的一段时间,怀孕以来所有焦急、担忧、心情灰暗的记忆,都不及那几天的记忆深刻。从周一凌晨图图开始发烧,到周六小家伙基本恢复健康,我经历了从慌张恐惧到安心喜悦的一周。作为一个新手妈妈,这既是一份宝贵的经验,更是我和孩子携手走过的第一次坎坷,我想,这该是我生命中极为重要的一步,也是我育儿道路上一笔珍贵的财富。

经过这几天和疾病的战争,我对于"幼儿急疹"这种婴幼儿常见病算是有了比较深入的了解,现在稍微整理一下,既作为自己的心得,也希望能够给还没有跟这种看上去凶险、实际上安全的疾病进行过遭遇战的妈妈们提供一点经验上的帮助。

一、关于起病

幼儿急疹是一种多发于6个月到1岁半婴幼儿的自限性疾病,由疱疹病毒感染引起,经呼吸道飞沫传播,一般春秋两季最易发病,病程5天左右,患儿多为急性起病,开始时发烧便可以达到39~40℃,3天之后热退疹出,疹子消退之后,即为痊愈。

宝宝过了6个月,从母体带来的抗体消失殆尽,而自身的抵抗力又没有完全形成,所以很多宝宝刚到了半岁,便患上幼儿急疹。因此,一旦半岁以上的宝宝出现突然发烧,之前又没有受凉或者吃坏肚子的可能性,那么首先需要考虑的就是这种极易发生的疾病。那么幼儿急疹到底能不能避免呢?我觉得还是可以的,因为但凡是传染病,只要切断传播途径,便没有了传染的机会,所以和宝宝接触之前,大人一定要注意卫生,要勤洗手;尽量少亲吻宝宝,减少传染的机会。

当宝宝开始出现发热的时候,并非一定要直接达到39℃以上才可以考虑幼儿急疹,图图这次就是这样,第一次测量体温的时候只有38℃,但是之后几次测量,就始终在39℃左右了；因此，体温到达39℃是必然的，但是略低一些的情况，同样不能掉以轻心。

二、关于症状

上网查阅了一下幼儿急疹的表现，大体上是这样说的：宝宝一般都会以高热起病，体温39～40℃，发热早期可能伴有轻微的咳嗽、流鼻涕等上呼吸道感染的症状，也可能伴有恶心、呕吐等消化系统症状，同时，有些宝宝会出现眼睑水肿和结膜炎；发热期间，宝宝食欲较差，可有咽部充血、颈部淋巴结肿大以及轻微的腹泻或者便秘，但是一旦热度稍微降低，宝宝的精神和食欲便会恢复一些，可以正常玩耍；发热3～5天之后，宝宝的热度退去，同时在胸腹部最先出现斑疹或者斑丘疹，继而逐渐扩展至全身，1～2天后皮疹消退，宝宝痊愈。

宝宝发热之前，确实比较有可能出现轻微咳嗽、流涕和结膜炎。图图发烧的前一天，我们就曾经注意到他的眼角有点儿红，现在想起来，应该就是轻微结膜炎的表现。发烧过程中，宝宝的食欲可能稍差，但也可能变化不大，图图就属于变化不大的，基本上每顿还是要吃200毫升的配方奶，两顿间隔5小时左右，但是因为发烧的孩子不能吃蛋黄，所以辅食的量相对减少，可能也是造成图图食欲尚可的原因。此外，我们给图图用过少量退烧药或者温水擦浴之后，图图明显比发烧时候精神好一些，如果只看这个时候，外人甚至不会知道孩子在生病。至于消化道症状，图图出现了腹泻，而且还比较严重，这应该是胃肠道功能紊乱引起的；我咨询了儿科医生，在幼儿急疹过程中，腹泻其实可轻可重，但是只要不是清水样便，或者大便里面明显带有脓性成分，就属于正常的表现。

发烧3天左右，孩子的热度会退去，这个时间点并不是固定的，有些孩子会慢一些，而图图是在两天多的时候就已经退烧；在退烧之后12小时左右，仔细观察就会发现孩子的胸部、背部和耳朵后面开始出现了一些针尖大的小红疹子。出疹子的时间一般是一天左右，疹子出齐之后，有些部位会连成片，而不再是清晰的针尖状；资料上面说疹子不痛不痒，但我观察，疹子应该是稍有痒感的，因为图图会时不时用额头去蹭枕巾或者我的衣服，这样看来，他应该是感觉痒才对。疹子的消退时间比资料上说的要长，我所咨询的医生说可以长达3～5天，我认为这个数据比较准确；图图在出疹子两天之后仍是全身都有，只是比前一天稍轻，且并没有明显的消退过程，所以耐心等待还是有必要的。

三、关于护理

一般的资料都说，在宝宝发烧的时候无须服药，只要注意温水浴或者酒精擦浴降温就可以，这一点我认为还是欠妥了。不到一岁的宝宝极易出现高热惊厥，即我们常说的抽风，因此当发烧达到39℃以上时，还是应该小剂量服用退烧药，只要按照说明书的剂量和时间间隔使用，就不会有明显的副作用。需要注意的是，退烧药的剂量很重要，过量服用会影响孩子的体温调节功能，因此一定不可以过量；同时，温水浴也是可以同时使用的，特别是以温水擦洗孩子的头部和脖子，退热效果非常好。

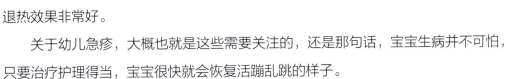

关于幼儿急疹，大概也就是这些需要关注的，还是那句话，宝宝生病并不可怕，只要治疗护理得当，宝宝很快就会恢复活蹦乱跳的样子。

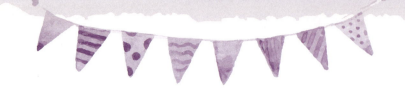

别拿"肚子疼"不当回事儿

不知道妈妈们有没有经历过宝宝腹痛的情形,说实话,我并没有经历过,应该算是很幸运吧。不过曾亲历过一次同事家孩子腹痛并且被首诊医院误诊的事件,也让我深深感觉到,作为新手妈妈,我们还真是不能拿孩子所谓的"肚子疼"不当回事儿。

说起肚子疼,相信很多妈妈的脑海中都会首先浮现出两个词语:肠绞痛和肠套叠,但不少妈妈,特别是新手妈妈,常常会把这两个概念混淆,从而在孩子出现相应症状的时候完全乱了阵脚,以致延误了最佳治疗时机,或是给孩子进行了过度治疗。所以今天,我们就把这两个概念掰开揉碎好好聊聊。

先说更为常见的肠绞痛。

肠绞痛是由肠壁平滑肌阵发强烈收缩引起的,是小儿急性腹痛中最为常见的机能性腹痛。崔玉涛老师在其《紧急应对婴儿肠绞痛》的博文中则提出,肠绞痛其实并不是一种病,它只是一个用来描述宝宝身体健康状况的词语。目前对于婴儿肠绞痛的解释,普遍被认可的说法是:营养充足的健康婴儿每天哭闹至少3小时,每周哭闹至少3天,发作超过3周。大约20%的婴儿会发生肠绞痛,而其中90%以上的宝宝到了4个月左右便会自然缓解。

肠绞痛发生的原因是多种多样的。首先,4个月以内的宝宝肠壁神经发育尚不成熟,肠道蠕动不规律,容易导致肠道痉挛疼痛。其次,婴儿无论是在吃奶时还是哭闹时,都容易吸入大量空气,空气在肠道内形成气泡,会造成肠道胀气、疼痛。另外,婴儿的神经系统不足以让他们很好地应对周围环境的各种刺激,环境和情绪的影响都会让宝宝哭闹不止。而4个月以上的宝宝,神经系统发育已经趋于成熟,故而肠绞痛的现象会得到明显的缓解。

那么,肠绞痛的主要表现是什么呢?简而言之,就是难以安抚的哭闹。有时候,这种哭闹可以经由喂奶安抚住,可一旦吃奶停止,宝宝很快又会大声哭闹起来,同时还会伴有蹬腿甚至左右翻滚的趋势。宝宝在哭闹的时候，可能会满面通红，而哭闹的时间会持续很久，即便安抚住了，很快就又会开始哭闹。

由于肠绞痛属于机能性腹痛，而不是由肠道本身病变造成的，因此对于宝宝这种因肠绞痛而引发的哭闹，并没有效果十分明显的解决办法，我们只能尝试着帮宝宝尽量缓解。比较常用的方法有以下几种。其一，帮宝宝进行腹部按摩。我们可以以宝宝肚脐为中心，顺时针方向按摩宝宝的肚子，这样有助于肠道内气体的排出。其二，喂奶。喂奶是最容易让宝宝获得安抚的办法。因为吮吸可以使宝宝一定程度上获得安全感，这样宝宝的

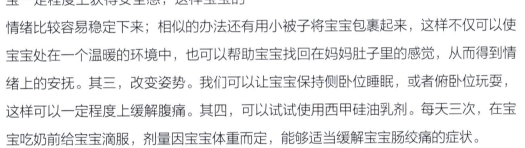

情绪比较容易稳定下来；相似的办法还有用小被子将宝宝包裹起来，这样不仅可以使宝宝处在一个温暖的环境中，也可以帮助宝宝找回在妈妈肚子里的感觉，从而得到情绪上的安抚。其三，改变姿势。我们可以让宝宝保持侧卧位睡眠，或者俯卧位玩耍，这样可以一定程度上缓解腹痛。其四，可以试试使用西甲硅油乳剂。每天三次，在宝宝吃奶前给宝宝滴服，剂量因宝宝体重而定，能够适当缓解宝宝肠绞痛的症状。

一般来说，肠绞痛的宝宝在腹痛间歇期是不会有其他任何异常表现的。如果宝宝已经超过4个月的月龄，或者腹痛和哭闹的特点并非如前面所说的那样，我们就要注意区分是否是其他疾病了。其中最为主要的一类疾病就是肠套叠。

肠套叠是指一段肠管套入与其相连的肠腔内，并且导致肠内容物通过障碍。原发性肠套叠好发于2周岁以下的儿童，主要是因为小儿肠蠕动活跃，在更换食品或添加辅食阶段，肠道蠕动紊乱而诱发的。

肠套叠在初始阶段，宝宝也会有阵发性哭闹，但是较肠绞痛，宝宝的哭闹会更为严重，哭闹时伴有脸色苍白，手脚蹬踹更为明显，拒绝大人按摩或者触碰腹部，在哭

闹的间歇会有明显的精神萎靡不振、嗜睡等表现。有时候从宝宝腹部表面可以触摸到包块，而病变发展一段时间之后，宝宝还会出现果酱样大便。

  诊断肠套叠目前主要依据是B超检查。一般来说，肠套叠的初期是不会出现腹部包块和果酱样大便的，也就是说我们一旦发觉宝宝有不正常哭闹，且有间歇精神萎靡或嗜睡等表现，就应该想到肠套叠的可能性，及时带宝宝去做相关检查，千万不要刻板地等待一切特征性症状都出现才带宝宝去就诊。当年我们同事就是因为首诊医院误诊，待宝宝都已经出现果酱样大便才想到去做B超，险些延误了最佳的治疗时机。

  肠套叠最有效的治疗方法是空气灌肠复位。宝宝病程不超过2天且一般状况良好，就属于空气灌肠复位的适应范畴。空气灌肠复位需要放射科配合完成，这个时候就不要顾及射线照射的问题了，能够尽快复位套叠的肠管，使宝宝脱离危险，才是最重要的。一旦宝宝病程超过2天，或者已经出现肠坏死的征兆，又或者空气灌肠复位失败，那就不得不进行手术治疗了，这时候作为家长也一定要果断，不可因为自己的一时犹豫而耽误了宝宝的治疗。

  此外，对于肠套叠的预防，主要原则其实就一句话：尽量防止宝宝肠道蠕动紊乱。具体的办法则包括尽量让宝宝规律进食，不要过饥或过饱；添加辅食阶段不要操之过急，要注意循序渐进。曾经出现过肠套叠的宝宝很容易复发，我们要警惕宝宝不正常哭闹、面色苍白、哭闹时多汗、腹痛拒按等表现，一旦发现肠套叠征兆，及时带宝宝就医。总之，面对肠套叠，切不可掉以轻心。

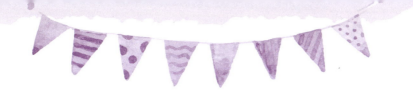

面瘫愈后话面瘫

面瘫,在医学上又称为面神经麻痹,对于成年人来说,这并不属于疑难杂症,只要经过合理的治疗,大多能够在两周左右痊愈;但是对于幼儿,面瘫这种问题则属于危险性稍微偏大的小概率事件。我万万没有想到,就是这样的小概率事件,却被图图不幸遇到了。两周半的孩子,竟然就真的如此"倒霉"地和这种疾病狭路相逢,不得不说,我有些无语,也有些抓狂。如今事过境迁,我终于可以冷静下来整理一下关于这场"遭遇战"的点点滴滴,我最希望的当然是没有人能够用到这些经验,但如果它们不小心正好可以为你所用,我也希望你可以像我一样冷静对待,要相信风雨之后定有彩虹。

一、关于发病和表现

说实话,我始终也没有搞明白图图小朋友到底是如何摊上这个病的。按照一般的常识来说,面瘫的发生多数是因为病毒感染面神经造成的,其中尤其以各种感冒病毒最为多见,若是同时着凉受风,则症状就更容易表现出来。通常来讲,如果孩子突然出现了一侧的眼睛闭合不上、同侧的鼻唇沟(连接鼻翼和嘴角之间的浅沟)变浅或者消失,再加上哭笑之时嘴角偏向对侧,那么就是比较典型的面瘫症状了,这样的孩子若之前一两周之内曾经患过感冒,则基本可以坐实面瘫的诊断。

当然,除此之外,面瘫也有可能是因为面神经在走行过程中受到压迫所致的,对于成年人,比较常见的原因是听神经鞘瘤;而对于孩子,则是中耳炎、乳突炎或者内耳胆脂瘤等原因更多见。关于这些疾病的诊断,需要借助头颅核磁共振的检查,我所咨询的专家几乎全部都建议可以先行治疗,若是症状没有缓解再考虑做核磁共振,因为核磁共振的检查虽然没有辐射,却要求孩子呈睡眠状态,因此事先要给孩子服用水合氯醛,这种东西口感微辣,孩子接受起来还是有一点点痛苦的。

还有极少一部分面瘫是属于中枢性的,也就是由颅内感染或者肿瘤造成的,这种情况多数不会发生在小宝宝身上,所以就不多说了,它和刚才所说的周围性面瘫有一个症状上的显著差异:就是不会出现眼睛闭合不全的表现,这其实也是我在图图发病之后没有特别紧张的最关键原因所在。

二、关于检查和诊断

前面已经提到了面瘫的症状,稍有经验的医生只要看到了孩子的表现,立刻就能够得出结论。但问题是,如何能够在孩子出现症状的初期就做到早诊断呢?我只有两个字:细心!我想这一点根本无需赘言,作为妈妈,我们每天都在观察着自己的孩子,所以当孩子有一丁点的风吹草动,我们一定可以及时发现;这一次,很多朋友都说幸亏我是个半专业人士,懂得一些面瘫相关的知识,其实我更想说的是,换成谁都是一样的,就因为我们有一个共同的名字:妈妈。

面瘫是不需要依靠什么特殊的辅助诊断方法的,有了前面提到的症状,就足以诊断,可以在有所怀疑的时候引诱孩子大笑或者大哭,表现绝对一目了然。在治疗后症状仍然不缓解时做头颅核磁共振的检查也是有必要的,不可以因为对孩子一时的心疼而强行拒绝,一来是因为胆脂瘤等良性占位也需要手术方能治愈,二来是因为若果真是面神经受压迫造成的面瘫,不及时解除压迫,后遗症的发生率几乎是百分之百的。

三、关于常规治疗

图图这次的面瘫,我很庆幸我选择了及时带他去检查治疗,现在想起来,我们曾经对于很多治疗方法的排斥其实是没有科学根据的,就比如激素的应用。

一直以来,我对于激素都是避之唯恐不及的,因为在我的印象里,激素的副作用简直太可怕了,无论是肥胖还是股骨头坏死,都是我绝对没有办法接受的。然而这一次经过认真咨询我才知道,像面瘫这种疾病,需要的激素根本属于微量,绝对不会导致我所担忧的后果,反而是在疾病的初期,如果不应用激素及时控制住面神经的水肿,那么孩子很有可能会留下面部不对称的终身后遗症。

一般来说，小儿面瘫口服强的松治疗是常见的办法，初始用量是每公斤体重1.5毫克，图图20公斤，所以最初三天每天口服30毫克，也就是6片，三天之后减为每天5片，再三天之后减为每天4片，依次减药直到停用；同时，每天再加上一片维生素B_{12}营养神经，基本上也就足够了。那6片激素可以给孩子一顿服下，也可以分次服下，据医生所说，分次服用效果比一次服下好一些，所以我们选择了这种服药方法。而营养神经的维生素片，在激素停药之后可以继续巩固治疗，大约一个月左右，也就可以停药了。

在最初的几天里，我承认我不是一般的心焦啊，总是想要得到立竿见影的效果，却每天都以失望告终，有些时候，我甚至以为我肯定要带着孩子去做核磁共振了，那种害怕的感觉，现在想起来依然有些毛骨悚然。不过正如图爸一直坚信的那样，到了一周之后，情况开始有了转机，最先是在笑的时候，我们发现图图的右眼渐渐又能够弯成小月牙了，这是一个太让我振奋的消息。果然，之后的几天，几乎是一天一个样，到了两周之后，图图已经接近完全康复。

四、关于辅助治疗

通常成年人的面瘫治疗，我们可以信赖的就是中医的博大精深，但是对于孩子，无论是针灸还是膏药，都比较不容易耐受，于是同事给我推荐了推拿的办法，但迄今为止，我并没有尝试过，所以在这里也就没有什么可说的，但据说推拿对于孩子各种疾病的治疗都是很有帮助的，因此即使不是为了彻底治愈图图的面瘫，我也已经决定抽时间去学习一下。

我想，既然养育了孩子，我就有责任去面面俱到地向着一个好妈妈的方向努力，没有什么比他的健康快乐更重要，能够让他平平安安地长大，我愿意倾尽全力。

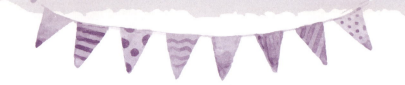

偶遇"结膜充血"

孩子大了,各种各样的麻烦也就开始接踵而至。还记得在儿科实习的时候,大家几乎都在感叹我们能平平安安地活到二十多岁不容易,现在面对着被我们视为掌上明珠的宝宝,这样的感叹有增无减。这不,调皮捣蛋的图图小朋友又开始给我出难题:某日清晨,我们发现他的一侧内眼角处有些发红,等到了我晚上下班回家的时候,他的两只眼睛已经开始轻度水肿,图爸赶紧翻开他的下眼睑,果不其然,明显的充血,而且已经成了很鲜艳的那种红色。

我俩的第一反应是相同的——结膜炎!什么叫结膜炎呢?或者你没有听说过这个名词,但是它的俗称你一定很熟悉,它就是我们常说的"红眼病",一种具有很强的传染性的疾病。结膜炎分为三种:病毒性结膜炎、细菌性结膜炎和过敏性结膜炎,前两者均为传染性的,而无论患有哪一种结膜炎,都应该尽快就诊,一方面是为了不传染给身边的人,另一方面也为了避免结膜附近的角膜受到侵害。

那么,图图到底属于哪一种呢?我有些焦急地在心里盘算起来。说到底,事情到了关键时刻,还是男人比较冷静,就在我内心挣扎的时候,图爸的一句话提醒了我:先甭着急,观察观察再说,典型的结膜炎是一定要出现球结膜红肿的,而图图仅仅是睑结膜有些许充血,根本达不到诊断结膜炎的标准。

这下我才恍然大悟,对啊,我们平时见到的"红眼病"患者,都有着兔子一样鲜红的白眼球,图图现在只有在翻开下眼皮时才能看到异样,如果只看眼球表面,与平时没有任何不同。为了保险起见,我把图图拉到身边又仔仔细细地检查了一遍,确实,图图的球结膜,也就是我们通常说的白眼球,此时根本看不到丝毫充血的表现,而睑结膜,也就是翻开下眼皮所看到的眼皮内侧因布满了细细的血丝,而呈现出鲜红的颜色。于是严格来说,图图符合结膜充血的特征,却并非结膜炎。

既然诊断明确了,我悬着的心也算归位了,如同平时一样,记录下一些自己的小体会以及从儿科专家那里打听来的经验，权当为自己储备知识。

一、结膜充血以及结膜炎出现的原因

一般来讲，眼部的感染性疾病都是因为接触而获得的，因此引发宝宝结膜病变的因素有两个，一是我们大人手上带有的致病原，由于疏于防范、没有及时洗手，在接触宝宝的时候造成了宝宝的感染；二是宝宝在玩耍的过程中接触到了病毒或者细菌，如若没有洗手便揉了眼睛，便会直接造成眼部的感染。由此可见，眼部的感染实际上是很容易杜绝的，只要我们自己注意卫生，再注意给宝宝及时清洁小手，那么也就基本上切断了眼部感染发生的途径。

二、关于结膜充血的防治

如果像图图一样，只是结膜充血而没有发展成为结膜炎，那么基本上是不需要用药的；或者也可以看宝宝有没有眼部分泌物增多的现象，如果没有，那么就达不到使用药物的指征。这个时候，我们除了注意自己和宝宝手部的清洁之外，可以用棉签蘸着淡盐水或者白开水，帮助宝宝清理一下眼部卫生，如果宝宝没有出现严重的抵触，也可以让水分从眼角渗一些进入眼内，这样有助于眼睑充血的消退。

此外，这个时候的宝宝不宜再玩水或者沙子，因为此时宝宝眼睛里面的黏膜都比较脆弱，一旦宝宝觉得眼睛里面有痒感，用抓了脏水或者沙土的小手去揉眼睛，很可能会加重眼部的病情，最终造成典型的结膜炎的出现。虽然想要控制宝宝的娱乐是一件极其困难的事情，但是为了宝宝的健康，我们就努力为之吧。

也有一部分结膜充血是因为天气干燥、宝宝出现上火而诱发的，特别是在秋燥的季节，这个时候我们可以选择给宝宝多吃一些含有B族维生素的谷类、含有丰富维生素C的水果蔬菜类，都有助于眼病的防治。另外，让宝宝尽可能地多喝水、多吃一些绿叶蔬菜，或者给宝宝制作冰糖雪梨汤，也不失为预防结膜充血性眼部疾病的好办法。

三、关于结膜炎的诊断和治疗

如果宝宝的问题已经不再局限于睑结膜处，而是出现了球结膜的红肿，那么就属于比较典型的结膜炎了。这个时候，我们需要尽快带宝宝就医，或者使用滴眼液一类的药物进行治疗。一般来说，对于眼部分泌物较多的细菌性结膜炎，医院会推荐托百士眼药水，也就是妥布霉素眼药水，这种眼药水刺激性小，副作用也小，很适合宝宝使用。给宝宝滴眼药水的时候，一定要注意保持药水瓶和宝宝眼睛之间的距离，千万不要让药水瓶碰到宝宝的眼睛，以免造成不必要的伤害。

而对于病毒性或者过敏性的结膜炎，最保险的方法也是去医院就诊，以避免结膜炎的致病原侵袭角膜。

套用一句俗话，眼睛是心灵的窗户，为了让宝宝可以看到更美丽的世界，保护眼睛始终是大事儿中的大事儿。

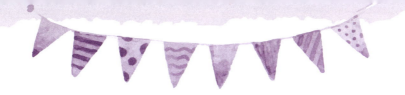

应对宝宝口腔溃疡

图图从小就是个体质比较不错的孩子,很少感冒发烧,食欲也一直很好,但大约在一岁半的时候,他在某次发烧过后变得"茶不思、饭不想",我当时心里就闪过了一个念头:这孩子别是烧出口腔溃疡了吧?于是赶紧让小家伙张开嘴伸出舌头给我瞧。图图小朋友一张嘴,直接就印证了我的猜测——舌尖、舌面,再加上牙龈,总共四个小白片,不是溃疡又是什么呢?

换做是我们成年人,口腔溃疡是很容易痊愈的,多吃点含有B族维生素的粗粮和富含维生素C的水果蔬菜,再适当补充点儿复合维生素,不出三天,嘴里就没有什么疼痛的感觉了。可是孩子不行啊,一来他们对于疼痛的耐受性本身就差一些,吃奶、喝水或者日常进食稍微刺激到口腔黏膜,就会下意识地抵触;二来他们还没有形成自我保护和调节的意识,不会为了让自己早日痊愈而去忍痛吃那些富含维生素但却会暂时加重疼痛的食物,因此孩子一旦患上口腔溃疡,不仅不容易痊愈,还会严重影响饮食,真是要愁煞我们做父母的了。

所以我那一周啊,用"如坐针毡"来形容,那是绝不夸张的。我咨询了很多有经验的妈妈和儿科医生,现在我把这些小经验记录下来,希望能够帮助到一些有需要的妈妈们。

首先,对付口腔溃疡还是要从日常饮食做起,由于舌头和牙龈会疼痛,因此孩子多半都会抵触用奶瓶和水瓶吃奶喝水,所以我们要做的第一件事是尽早让孩子适应用吸管喝水,不要等到火烧眉毛的时候才去着急。

一般来说，孩子到了8个月以上，就可以开始使用吸管喝水了，所以对于大孩子，这完全不是问题，甚至吸管用得比较熟练的孩子，直接用吸管喝奶也是可以的。那么，如果是不到八个月的孩子呢？用吸管怕呛到，不喝水又会加重上火，怎么办呢？这个时候，不要怕麻烦，唯一的办法是用小勺慢慢喂孩子喝水，必须要记住的是，孩子口腔溃疡很多是因为上火引起的，因此喝水是大事，不能掉以轻心。

至于吃奶的问题，还是很容易解决的，如果宝宝暂时抵触用奶瓶吃奶，我们就先用其他饮食代替几天。还是那句话，富含维生素的水果蔬菜在此期间是必不可少的，为了减轻酸味对于溃疡面的刺激，我们可以把蔬菜，特别是诸如西红柿这种味道比较强烈的蔬菜放进粥或者面条、疙瘩汤里面煮给宝宝吃，这样味道减轻之后，就不会对舌头或者牙龈上的溃疡产生刺激，宝宝也就可以安心进食了。需要注意的是，如果我们平时喜欢给宝宝吃温一些的食物，这个时候就应该尽量使食物温度低一些，偏热的食物容易诱发疼痛，想必这是我们很多妈妈都知道的事情了。

在宝宝日常进食的食物中，鸡蛋和鱼肝油对于宝宝口腔溃疡的痊愈是很有帮助的，因此这里特别拿出来说一说。鸡蛋黄和鱼肝油都含有丰富的维生素AD，因此从医学角度讲，它们对口腔溃疡的治疗是有着药用价值的。我们的做法很简单：就是把鸡蛋黄弄碎，直接抹在宝宝口腔里面的溃疡面上，或者把鱼肝油直接滴在溃疡面上，而且这样做宝宝也不会有疼痛的感觉，比较容易接受。当然也可以采用在溃疡面上抹蜂蜜的做法，效果也是可以的，但是因为蜂蜜会刺激溃疡，因此多数宝宝会抵触。

除了饮食上面的调理和适当治疗之外，如果是比较严重的口腔溃疡，还需要使用一些药物，虽然两岁以下的孩子并不建议使用具有麻醉效果的止痛药，但是具有促进口腔黏膜愈合功效的双料喉风散还是被很多儿科医生认可和推荐的，只是由于此药味道比较不易于接受，因此建议在宝宝睡着的时候使用比较好。

此外，我们在治疗宝宝腹泻时经常使用的思密达，属于保护消化道黏膜的药物，它可以对从口腔到肛门的整条消化道起到保护作用，因此在治疗口腔溃疡方面也有着明显效果。我们只需要取少量粉末直接抹在溃疡面上就可以，因为不会刺激溃疡产生疼痛，同时味道又比较好，宝宝接受起来非常容易，而且根据我的经验，效果超好哦。

总结起来大概也就是这些零零碎碎的经验了，还有最重要的一点要提醒大家，那就是并非口腔黏膜的问题就一定是口腔溃疡，很多病毒也会造成宝宝口腔黏膜的疱疹性病变，所以如果宝宝在口腔溃疡发生的同时还有发烧、咽痛，或者身体其他部位出疹，一定要去医院检查一下，千万不要耽误了病情。

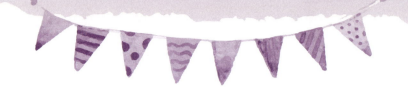

发烧咳嗽别着急——小议抗生素的使用

感冒咳嗽对于婴幼儿来说并不罕见,除了我们常说的流鼻涕、打喷嚏之外,每天夜里咳醒,甚至因为吐奶而大哭不止,都是我们曾经有过的经历。为此,我专门到儿科门诊咨询过专家,对于小朋友们的感冒咳嗽到底需不需要积极的治疗,怎样的治疗才是最得当的?既然我们自己永远都好像难以掌握,那么就听听专业人士是怎么说的吧。

实际上,我关心的问题并不复杂,概括起来就一句话:究竟要不要吃抗生素,怎么吃,什么时候开始吃?因为我选择的是将要下班的时段,门诊已经没有患儿在等待就诊,于是一向温柔耐心的儿科主任,干脆就给我普及了一下抗生素服用的最基本常识。我在这里分享给大家,无论能不能用到,权当给大家做个备份了。

首先我们应该了解一下抗生素的分类。对于一般的小毛病,我们只要知道两大类抗生素就基本够用了:一类是青霉素和头孢菌素类,这类抗生素主要用于治疗细菌性感染;另一类是大环内酯类,也就是我们平时很常见的阿奇霉素,这类抗生素主要用于治疗对婴幼儿更为常见的支原体、衣原体感染;至于病毒性感冒,是不能使用抗生素治疗的,除了多喝水、多休息、补充适当营养外,最佳的处理办法是物理降温并在必要时配合服用解热类药物,而一旦孩子出现不间断高热,尽快去医院治疗才是正道。

接下来,咱们说说不同病原体感染时的常见症状。

其实对于孩子来讲,引起咳嗽咳痰常见的原因是非特异性的感染,也就是不伴有其他任何症状的咳嗽咳痰,这种时候,孩子是不需要服用抗生素治疗的。那怎么判断这样的感染呢?最好的办法就是观察和听诊,观察孩子的症状会不会一天比一天加重,以及用最简单的听诊器听一下孩子两侧肺部的位置有没有呼噜呼噜的声音。如果症状没有加重,肺部也没有明显的声音,那么就是我们常说的"可以扛过去"的小问题，这时候，只要给孩子吃上化痰药，再适当配合一些止咳的中药，平时多饮水或者多煮梨汤喝，用不了几天，孩子便可痊愈。

如果经过几天的观察，孩子的症状有所加重，或者伴有痰多和双肺呼吸音增粗的症状，那么就是考虑特异性感染的时候了，建议带孩子到医院作进一步的检查。在婴幼儿的呼吸道感染中，支原体和衣原体的感染占有极大的比例，这种感染在临床症状上多以咳嗽咳痰为主，可以发烧达39℃以上，也可能根本不发烧。若在医院检查血常规，会发现白细胞数目没有明显升高，这时候医生多数会建议服用阿奇霉素治疗，阿奇霉素的药物副作用较小，孩子比较易于接受，一般来说，疗程以三天为宜。

如果发病的初期，孩子就以38℃以上的发热为主，同时伴有咳嗽、咽痛，那么最有可能的情况便是细菌感染了。这种情况下，孩子有可能会同时出现扁桃体的肿大甚至化脓，而血常规的检查中白细胞总数和中性白细胞分类会显著升高。一般来说，孩子在这种情况下应该及时服用头孢菌素类抗生素，如果孩子拒绝服用，则应该毫不犹豫地进行输液治疗，以避免感染进一步扩大。同时，为了使体温不至于过高，我们应该为孩子进行物理降温，包括温水洗浴等，一旦体温超过38.5℃，应该及时服用美林或者泰诺林等退热药，以防止发生高热惊厥，但要注意每次服用间隔时间不能少于六小时。

有一点误区是特别需要我们重视的，那就是不发热便不需要服用抗生素的说法。一般来说，这个说法是可以被我们接受的，但是我们也应该知道，由于孩子的免疫系统发育不如大人完善，因此有时候不发烧只是因为免疫系统对于感染没能及时做出反应，而并非不存在感染。所以，还是要重复刚才的话，不伴有发烧的咳嗽咳痰可以扛着，但尽量不要超过三天，如果超过三天症状没有缓解，或是进行性加重，就应该去医院检查血常规，然后根据结果进行针对性的治疗。

另外需要特别指出的是，头孢菌素类抗生素一定不要滥用，因为抗菌谱广，所以滥用此类药物特别容易使细菌产生耐药性，若长期滥用，当真正发生细菌感染时，会出现药效降低甚至无效的情况，让孩子受到不必要的伤害。因此，当孩子发高烧时，还是建议妈妈们先带孩子去检查血常规，根据白细胞数量的变化，使用头孢类药物治疗。当然，有些头孢类药物是需要先进行过敏试验的，若是对于该类药物过敏，也属于禁忌范畴。

最后简单说说病毒性感冒，包括流感。这类感冒也会出现咳嗽，但一般情况下，咳痰较少，且最初症状多为发烧伴有头疼和肢体酸痛。病毒性感冒属于自限性疾病，若不加以治疗，一周左右也会痊愈，只是需要在高热时进行及时的物理降温及服用退烧药退热，以免发生高热惊厥。抗病毒药物在多数情况下是不需要服用的，如果必须要服用，也需要专业医生的指导。病毒性感冒时，血常规检查中的血液白细胞计数是正常或者减少的，这是与细菌性感染不同之处。

一年四季都属于感冒和咳嗽的多发季节，面对孩子的常见疾病，我们只要保持良好的心态，正确处理，相信孩子很快就能够痊愈。

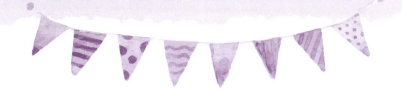

吹空调的教训及伤风的应对方法

真正决定给图图小朋友使用空调，是在我看了一篇相关的育儿微博之后。那条微博中说到，炎热的夏季，小孩子比大人更加禁不起酷暑，再加上孩子本身的体温调节能力尚未发育完善，因此适当用空调控制室内温度，是保证孩子不中暑、不起痱子的最佳选择。看了这篇微博之后，为了谨慎起见，我还咨询了儿科的医生，在得到肯定的答复之后，我们开始启用了家里的制冷"小卫士"。

图图从小就算是个适应能力比较强的孩子，他很快便适应了有空调的环境，想来也正是因为如此，我们忽略了他毕竟还是个孩子的事实，越来越肆无忌惮地吹凉风，终于把麻烦"招"来了。某天起，小家伙从时不时地有些轻咳，仅仅过了不到24小时，便发展到了频繁的咳嗽痰多，还伴有明显的流鼻涕、打喷嚏等症状。

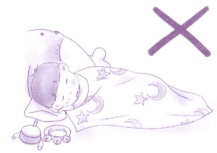

毋庸置疑，孩子伤风了，我一边忙着带他去医院检查，一边开始了第一时间的自我检讨：不怪别人，只能怪我这个不称职的妈妈，在明明知道小孩子吹空调的注意事项下，仍然没能保护好孩子，除了自己的疏忽大意，我没理由责怪任何人。当然，事情过去之后，我写下这篇备忘并非为了声讨自己，是将这一点儿小经验分享给大家，希望我们都能慢慢成长为合格的好妈妈。

夏季到来之后，实际上已经不再是流感发病的高峰期，因而只要孩子出现了明显的打喷嚏、流鼻涕和咳嗽咳痰，那么多半就是伤风的表现。如果再能够找到诸如晚上睡觉没盖好被子，或者像我们前几天那样使用空调等原因，那么伤风的诊断基本就能够成立。

一般情况下，如果只是普通的伤风症状，那么就没有必要带着孩子去医院诊治，只要平时注意多喝水、多吃点儿水果蔬菜，或适当补充些维生素，同时注意保持室内良好的通风，也就可以放心地静待孩子自动痊愈。那什么时候我们该毫不犹豫地带孩子去看医生呢？原则上说，一旦孩子出现了咳嗽咳痰，我们就该出发了，因为三岁以下的孩子呼吸系统比较娇嫩，去医院一方面是为了给予孩子适当的治疗，另一方面，也是为了把有可能出现的气管炎和肺炎扼杀在摇篮里。

到了医院之后，除了让医生给孩子听诊心肺之外，必须要做的一件事是带着孩子化验血常规。很多父母认为这是不必要的有创检查，殊不知，此时心疼孩子很可能会害了孩子。因为幼儿的免疫系统发育不似成年人完善，因而很多肺炎的孩子并不会出现发烧，而这个时候，通过血常规检查如果得出白细胞升高或分类异常的检查结果，就需要警惕肺炎的存在了。

当然，更多的情况下，医生会告知父母，孩子是因为伤风引发了气管炎，从而才会出现咳痰，所以比起治疗肺炎常规的输液治疗，气管炎的应对经验是作为父母的我们更该关注的，下面是我的一点儿体会。

气管炎多数情况下并不会引起孩子发烧，孩子咳嗽时出现明显的痰鸣音，是气管炎比较典型的症状。一般来说，为了控制住炎症的进一步发展，这个时候医生建议给孩子使用抗生素是不为过的，而同时能够对抗一般感染和支原体、衣原体感染的阿奇霉素是最佳的选择。阿奇霉素的疗程为3天，按照体重给药，幼儿用药多为粉末状，比较容易喂给孩子。

至于其他的糖浆或者口服液，如果孩子食用比较困难，可以选择不喂，特别是单纯的镇咳药，仅仅是为了减少孩子咳嗽的次数，像这类药品，反而容易造成孩子有痰却不易咳出，个人认为还是不用为佳。那么在抗生素尚未完全控制住感染之时，我们要如何减轻孩子的咳嗽呢？记住一个永恒不变的原则——食疗。

相信不用我多做说明，妈妈们也都知道炖梨汤的益处，这个时候，我们只需要做两件事就可以帮助孩子减少咳嗽咳痰，那就是减少梨汤中的冰糖量，以及适当加入些川贝一同熬制。雪梨具有清肺化痰的功效，而川贝的止咳效果显著，每天给孩子服用，会很大程度上缓解孩子的症状。至于冰糖，以及我们常用的绵白糖，在这个时候比较容易造成孩子嗓子发黏或者痰量增多，所以我们需要尽量减少使用。

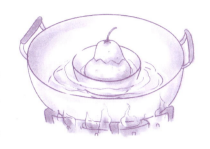

孩子生病的时候，胃口会受到一定影响，同时因为治疗需要，应忌食荤腥及刺激性食物，所以在孩子的食谱中要适当增加水果蔬菜的量。在这里需要我们了解的是，樱桃、荔枝、榴莲等水果属于温热性，此时不宜给孩子食用，可以选择中性水果和诸如雪梨、西瓜等偏凉性水果给孩子食用，但必须要避免从冰箱中拿出就直接喂给孩子。过凉的食物在孩子下咽的过程中会刺激到咽部及与食道紧密毗邻的气管，造成咳嗽加重，对孩子的恢复是极为不利的。

另外，如果孩子痰多不易咳出，我们可以给孩子适当拍拍背，以促进孩子排痰。具体方法是五指并拢，掌指关节弯曲，这样手心会空出来，形成我们平时捧东西时候的手势，以这种手势拍背力道不至于过大，可以避免孩子疼痛。拍背的时候要从后背中部向上拍，不要从上至下拍，孩子咳嗽的同时进行拍背更能够促进痰液的外排。

除了诊断和治疗，其实我们最应该了解的，还是对于伤风的预防。从图图这次生病的教训中，我总结出了以下几条，应是最为重要的。

第一，空调的温度不宜低于26℃，且每隔两个小时，应开窗换气；第二，空调不宜直接吹到孩子，如若有条件，可以开另外房间的空调，孩子所在的房间"借光"即可，如果空调刚好在孩子的房间，则应将风向调至吹不到孩子的地方；第三，刚洗完澡的孩子不能吹空调，特别是身上或者头发没有擦干的时候，极易感冒，这种时候应暂时关闭空调，保持室内温度稍高；第四，满身大汗的孩子应以洗澡为宜，不能吹空调。

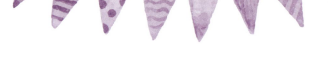

聪明宝宝"吃"出来

图图五个月的时候，我的产假结束，由于工作环境有轻微的甲醛和二甲苯污染，权衡利弊之后，我忍痛决定给图图断奶。过渡时期，我们采取了混合喂养，也就是白天尽量给孩子吃母乳，只要他饿了，我就喂，而晚上睡前和睡时，则以配方奶粉代替。这样做其实也是有好处的，那就是宝宝能够睡得更安稳。我们都知道，孩子小的时候是要靠睡眠来为大脑的发育提供保障的，因此晚间对宝宝的喂养，若能够同时兼顾到宝宝的睡眠质量，也不失为一种可取的办法。

真正断奶之后，图图也刚好到了该添加辅食的阶段，这里就这个阶段，讲点儿经验之谈。

我们最初给图图加入的是米粉，这是最有利于孩子消化的辅食，也能够给予宝宝足够的接受时间。我的经验是，米粉刚开始并不一定非要用小勺喂给宝宝，宝宝喜欢用小勺进食固然好，但是一旦宝宝对于小勺有所排斥，也可以改用奶瓶，把米粉掺在奶水中一并喂给宝宝。这样做的好处在于可以让宝宝对于吃辅食保持从始至终的兴趣，不会对辅食和餐具产生抵触心理，这就为今后的进食打下了良好的基础。

当米粉喂到六个月的时候，就可以同时给宝宝添加蛋黄了，图图最初是每天添加四分之一个，一周之后改为半个，到了七个月的时候就增加到了每天一个。很多妈妈会担心宝宝吃蛋黄不容易消化，其实不必担忧，只要宝宝不出现严重的腹泻或者便秘，就说明宝宝对于蛋黄是可以耐受的。蛋黄含有比较丰富的微量元素，可以有效避免宝宝出现缺铁性贫血，无论是煮鸡蛋之后把蛋黄剥出，还是把蛋黄卧进粥和面条里，都能够保证营养物质不流失，因此在制作上，即便是菜鸟妈妈，也可以做到得心应手。

有些妈妈就要问了：如果我家宝宝对蛋黄不耐受，又该怎么办呢？两个方法可供选择。其一，减少每次的摄入量，一小口一小口地喂，有的宝宝开始的时候只是对于蛋黄不适应，而不是我们所说的过敏，这样的宝宝每餐只吃一个蛋黄的八分之一，甚至更少，几天之后，就完全能够适应吃蛋黄的节奏了；其二，对于真正属于蛋黄过敏的宝宝，可以试试鸽子蛋黄或者鹌鹑蛋黄，我身边有两位妈妈就是这样做的。

图图八个月之后，在有经验的同事建议下，我们开始了更加多元化的辅食添加。这个阶段，宝宝能够很好地适应吃辅食了，因此米粥、小面条、鸡蛋羹搭配各种蔬菜、鱼肉泥，成为了我们每天都要给图图尝试的新花样。不要低估了宝宝的消化吸收能力，这个时候的辅食，其实不必过分讲究，需要掌握的原则，无非就是三条：其一，要按照宝宝的需求来喂，最好是每天上午一顿下午一顿，宝宝吃饱了就可以了，不要因为怕浪费而强迫宝宝进食；其二，食物最开始的时候要尽量小块、尽量软一些，当宝宝逐渐适应咀嚼之后，才可以适当改变；其三，不要给宝宝添加各种调味剂，尽量不放食盐，避免宝宝养成口味重的习惯。

一段时间之后，我们就发现图图爱上了吃辅食，每到我喊他吃饭的时候，他都会表现得非常快乐；而这样有规律的喂食，也保证了他不会在其他时间内拒绝吃奶，这也就使得他的营养摄入达到了均衡。除此之外，每天我们都要给图图吃苹果，最初是一天半个，刮泥吃，之后慢慢发展到一天一个，刮成小碎块吃。苹果是水果里面最适合宝宝食用的，因为它含有丰富的维生素和矿物质，有利于宝宝的身体发育。需要说明的是，苹果最好选择在上午或者中午吃，这样更有利于营养成分的吸收。

除了辅食品种的选择外，还有一个小经验我觉得比较有用，那就是培养宝宝自主进食的能力。从图图九个月开始，我们每天下午的辅食时间都会把米饭或者面条放在图图的小餐桌上，让他自己抓着吃，这虽然会加重我们之后打扫战场的负担，但是对于宝宝进食能力的培养，无疑是事半功倍的。

不知道其他妈妈有没有发现，当我们端着小碗叫宝宝吃饭的时候，他们并非一直配合，经常会吃一点儿玩儿一会儿，最后弄得饭也凉了，宝宝也没心思吃了。可是如果让宝宝自己抓着吃，这种情况就会改善很多，宝宝会非常认真地把吃饭当成一项他感兴趣的游戏，他会一直专心地抓起食物放进嘴里，心无旁骛地吃着，直到他自己吃饱，或者餐桌上不再有食物。这样做的好处在于，久而久之，宝宝可以形成自己进食的习惯，以后也不容易吵闹着非要妈妈喂，同时，宝宝既练习了动手能力，又不会养成边吃边玩儿的习惯，为今后宝宝的进食，奠定了非常好的基础。

以上的一点小经验，完全是从图图的喂养中总结起来的，希望对妈妈们有所启发。

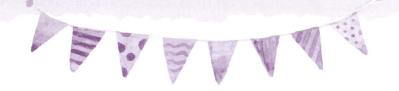

家有"肥胖儿"

自打图图出生,我就一直非常关注对他的合理喂养,由于我和图爸双方的家庭成员中超重和肥胖人员所占的比例均较高,因此让图图的身高体重保持在正常范围内始终是我追求的目标。

然而事与愿违,在图图进入幼儿园的第一次体检之后,我就接到了参加"肥胖儿童家长会"的通知。说实话,我对此并不十分惊讶,毕竟孩子的各项生长发育指标作为妈妈的我心里还是有底儿的。我很认真地到幼儿园去听取了保健老师的宣教,又检索了一些关于幼儿肥胖的知识,然后结合着自己的理解讲给了家里带孩子的老人。现在图图的体重指数已经重新恢复到了正常范围,我想我们这一年多以来与"肥胖"斗争的经验也可以拿出来和大家分享了。

首先要明确的是目前定义幼儿肥胖的标准。学龄前即6周岁以下儿童的标准体重(kg)=年龄*2+8,体重增加超过同性别、同身高正常儿童均值20%者即可诊断为肥胖,超过20%~29%属于轻度肥胖,超过30%~39%属于中度肥胖,超过40%~59%属于重度肥胖,超过60%以上属于极度肥胖。根据幼儿园保健老师介绍,当时全园符合肥胖诊断的孩子占到了总数的40%。

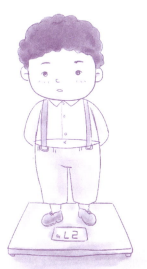

那么肥胖对于儿童的危害有哪些呢?相信很多爸爸妈妈对此都是耳熟能详的。从健康角度来说,肥胖会造成脂类代谢异常,使儿童日后罹患高血压、2型糖尿病、动脉粥样硬化、冠心病等慢性病的风险增加,同时容易发生脂肪肝、胆结石等肝胆系统疾病。而从心理角度来说,肥胖容易使儿童产生自卑心理,不愿与周围的小朋友沟通交流,易产生焦虑，久而久之孩子就会缺失幸福感与满足感，影响社会交往能力的发展。换句话说，肥胖对于孩子有百害而无一利，很多老人甚至是我们这一代的爸爸妈妈所谓"胖点儿有福气"、"胖点儿身体好"的观念，早就应该淘汰了。

接下来我们聊聊肥胖的发生原因。我反思了一下图图从1周岁开始到入园之前的饮食和行为习惯，觉得孩子发生肥胖最主要的原因还是在于饮食习惯上。第一就是配方奶粉喂养的问题，因为我工作环境的缘故，图图只吃母乳到四个月，之后就一直吃配方奶粉，家里老人怕孩子吃不饱，冲调奶粉的时候习惯给孩子冲得很浓，同时习惯让孩子在睡前和半夜吃奶，这就使得孩子在一定程度上摄入过量的蛋白质。第二是饮食结构的问题，图图从开始添加辅食的时候就不喜欢吃肉，奶奶为了保证他能够摄入"足够"的营养，便加大了鸡蛋的供给，同时每天让他多次吃面条、米粥，典型的"多食多餐"，这样无论是能量还是蛋白质的摄入，都处于明显过量的范畴。我和图爸每天忙于工作，疏于与老人交流，以致图图在入园之前长期处于营养摄入过量的状态，最终成为了肥胖儿童。

现实已经摆在面前，我们能做的自然就只有积极应对了。在保健老师的指导下，同时结合我们检索到的控制体重的相关知识，图图开始了肥胖的治疗。几点认识和体会在这里介绍给大家。

1. 治疗的理念和目标：儿童肥胖的治疗以控制体重为基本理念，即在正常生长发育的基础上保持脂肪适度增长，以增强孩子有氧运动的能力，提高体质健康水平，同时保持身心健康发育，养成良好的生活习惯，而并非以为孩子"减肥"、"减重"为目标。

2. 治疗的基本方案：饮食调整与运动相结合。饮食方面，要保证饮食结构合理，既要有足够的碳水化合物和蛋白质来维持基本营养和生长发育所需，又要有充分的水果蔬菜补充维生素及矿物质，避免蛋白质摄入过量，严格限制各种高糖高脂肪食品，特别是糖果、巧克力、各种油煎类零食，同时还要严格限制任何饮料和冷饮。如果没有必要，就不要在睡前或者半夜让孩子吃奶了，2周岁之后的夜奶一方面容易造成孩子肥胖，另一方面也不利于牙齿的保护。运动方面，应让孩子每天坚持运动，使体育锻炼成为日常生活习惯，尽量设计一些趣味性强的运动，这样有利于孩子爱上运动。

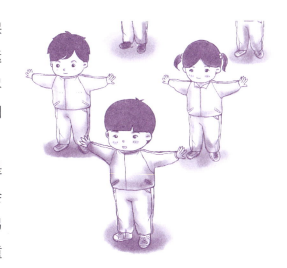

3. 治疗中应该注意的问题：首先是不能使用"饥饿疗法"，饥饿一方面会影响孩子的生长发育，另一方面也容易影响孩子的情绪，使孩子对于控制体重产生抵触情绪，这是非常不可取的。其次，应该采取循序渐进的办法，让喜欢吃零食、喝饮料的孩子逐渐戒掉这类不健康的饮食习惯，改由水果蔬菜代替；本书最后一部分也会给大家推荐几款家常烘焙小点心，可以作为不健康零食的替代品。最后就是要加强沟通，既要与孩子沟通，耐心而详细地将肥胖的危害、零食的危害告知给孩子，以取得孩子的配合，又要与带孩子的老人沟通，让全家形成健康饮食的氛围，这对于能否帮助孩子成功控制体重是至关重要的。

4. 治疗中的禁忌：除了禁止"饥饿疗法"外，也要禁止快速减重，特别是禁止使用任何类型的减肥药物，这一点，相信爸爸妈妈们还是能够理解并做到的。

5. 关于预防：相较于治疗，如果我们能够有效预防孩子肥胖，对孩子的健康成长无疑是更为有利的。预防肥胖，应该从孕期开始。在孕后期的时候，孕妈妈就应该限制高热量、高脂肪食物的摄入，以防止胎儿体内脂肪的增生堆积；到了婴幼儿期，无论是母乳喂养还是配方奶粉喂养，都应该按需喂养，避免额外添加营养素，避免过早添加固体类辅食，也避免热量和蛋白质过量摄入，同时可以鼓励孩子多玩耍多运动，以增加代谢。

其实说到底，对于儿童肥胖的治疗，并没有什么特殊的办法，与成年人控制体重一样，无外乎就是合理饮食加积极运动。图图能够成功地控制体重，幼儿园也是功不可没的。在这里需要提醒爸爸妈妈们的是，不要总是担心孩子在幼儿园吃不饱或者吃不好，幼儿园的一日三餐都是按照儿童每日所需的营养合理设计的，对于孩子的生长发育是足够的。千万不要在孩子已经在幼儿园进食晚餐后，回到家里再额外给孩子吃一顿饭，如果孩子有偶尔没吃饱的时候，那么适当补充一个水果就可以了。

最后再强调一次：肥胖是健康的天敌，避免肥胖应从小抓起。

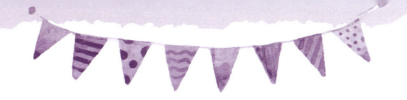

补钙那些事儿

自从图图出生之后，我也算是各个育儿网站的常客了，虽说自己有点儿医学功底，可毕竟是关心则乱，一旦孩子有些小毛病，还是愿意各家网站上去看看，也算是为了图个踏实，或者说给自己增强信心吧。久而久之，我也发现了妈妈们普遍关注的问题，诸如母乳喂养、辅食添加之类，不过在林林总总的关注点里面，补钙大约是最常被提及的了。这倒也不难理解。当今社会都讲求让孩子赢在起跑线上，而缺钙的孩子骨骼发育会受影响，这想必是任何一个妈妈都不愿见到的。

然而我们的孩子究竟需不需要我们从一开始就这么紧张兮兮地为他们未雨绸缪呢？我相信这个问题绝对困扰了很多新手妈妈，特别是当各种钙剂和鱼肝油成为了每一个新生儿出院时的必带装备时，大概更没有一个妈妈敢轻易对它们说"不"了；可恰恰是在这里，我们犯了错误。

那么事实是怎样的呢？我们都知道，当宝宝还是胎儿的时候，他们会主动从母体摄取钙、铁等微量元素，他们采取按需摄入的方式，也就是说他们不会顾及妈妈体内微量元素的存储量，只要自己需要，他们就会"自私"地向妈妈索取，这也是孕妈妈们常常发生缺钙和贫血的原因所在，而这样的摄取方式基本保证了宝宝体内充足的微量元素，也就是说当他们出生的时候，是基本不会缺钙的。

出生之后，宝宝们被立即分为了两大阵营：母乳喂养的和配方奶粉喂养的。使用配方奶粉的妈妈一定都深有感触，在奶粉桶上，会有密密麻麻的小字标注着奶粉所含有的营养成分，我们无需仔细寻找，因为钙和促进钙质吸收的维生素D通常都会占据比较醒目的位置。换句话说，配方奶粉的配方里，拥有着足够的钙和维生素D，因此奶粉喂养的宝宝从一开始就不用考虑额外补钙的事情了。那母乳喂养的宝宝呢？母乳是宝宝的最佳饮食，无论是蛋白质、纤维素，还是各类微量元素，母乳里都应有尽有，唯一美中不足的，大概就是个别维生素略微缺乏，所以宝宝出生的时候，医院会给宝宝注射维生素K，而宝宝出生之后，我们只需给宝宝口服维生素D即可。

所以，无论是哪种喂养方式，钙剂都是没有必要给宝宝专门补充的，而含有维生素D的鱼肝油，则只有母乳喂养的宝宝才需要补充。也有极少一些医院，在宝宝出生之后，会为宝宝肌肉注射维生素D，其实这样的方式大可不必，有时候反而会造成宝宝维生素D中毒。崔玉涛老师就曾经建议这样的宝宝在出生一个月之内都不要再口服维生素D了，妈妈们应该谨记这一点。

除此之外，经常晒太阳可以促进维生素D在体内的合成，以往的老观念总认为宝宝在三个月之内不宜出门，这根本是没有科学根据的，只要室外阳光充足、温度适宜，还是应该多带宝宝到室外活动，当然也不一定非要到阳光直接照射的地方，阴凉处一样可以达到接触阳光的目的。

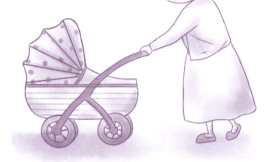

当宝宝一周岁之后，随着他们的胃肠道功能和免疫系统逐渐趋于成熟，如果选择停止母乳或配方奶粉喂养，就一定要注意日常钙质的摄入了。而此时，最好的补充方式依旧是从饮食中获取，而非服用钙剂。最佳的补钙饮食非牛奶和奶制品莫属。图图一岁之后，我们就一直坚持让他每天喝牛奶和酸奶，现在他已经四周岁了，这个习惯仍然在保持，而效果呢？从他每半年一次的体检来看，无疑是值得肯定的。说到这儿，有些妈妈就会问了：那如果孩子不喜欢喝奶怎么办？其实这也不难，有很多奶制品是可以替代牛奶的，比如奶酪，后面我会给妈妈们推荐两款可以自己制作的奶酪蛋糕，既安全又营养，相信很多宝宝都会喜欢。

最后简单说几点关于缺钙的认识误区。

首先是很多妈妈都很纠结的枕秃问题。以前的育儿书籍中都会提到枕秃是缺钙的表现之一，但其实这是个错误的认知。如果细心观察，我们就不难发现，几乎所有一周岁之内的宝宝或多或少都会有所谓的枕秃问题，这是由于宝宝在睡眠时头部与枕头摩擦所致，当宝宝渐渐长大之后，这个问题会自然消失。除非宝宝枕秃的同时伴有食欲不佳、易哭闹、颅骨软化、前囟闭合延迟等症状，我们才应该考虑是缺乏维生素D所致。

其次是不少妈妈认为，即便宝宝不缺钙，积极补钙也不会有什么弊端，这个想法本身是没有问题的，关键在于补钙的上限在哪里。对于成长中的宝宝，刚才我们也提到了，养成每天喝奶的习惯是好的，但应该认识到，正常摄取的食物和奶制品中，钙质已经足够，如果再给孩子额外补充钙剂，就绝对是多此一举了。过多的钙质不但会沉积在消化道和泌尿系统中，增加以后罹患结石的风险，也会影响其他微量元素诸如镁、锌等的摄取和吸收，对于宝宝来说，显然是弊大于利的。

说到底就概括为一句话吧：注意均衡饮食，宝宝成长无忧。

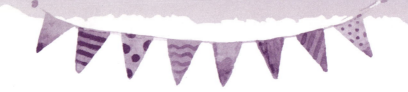

这恼人的湿疹

前阵子在朋友圈里看到有同学贴出了一张宝宝的照片，大致意思就是求助，让大家帮忙看看孩子究竟是怎么了。照片里的宝宝睡得挺安稳，手上和脖子上都看不出什么异常，只有两边的小脸蛋和下巴上面有成片的红斑，再仔细观察，红斑处似乎能看到很小的粟粒样丘疹，同学说孩子红斑处皮肤摸上去比较粗糙，但并没有发热，孩子有时候会忍不住用手抓挠脸蛋，好在家里人看管比较细心，红斑上面的小疹子并没有破溃的迹象。

照片发出来之后，我们几个有点儿医学常识的同学都觉得孩子像是长了湿疹，就建议同学暂时停掉了刚给孩子加了不久的鸡蛋，然后每天洗脸之后涂抹郁美净儿童霜，大约一周左右，同学说孩子好多了，脸上的红斑和疹子已经基本看不出痕迹。于是我们能够确定，同学家的宝宝就是一个典型的小儿湿疹的病程，比较幸运的是，孩子的症状并不算严重，及时治疗之后效果也非常好。

其实小儿湿疹在两周岁以下的孩子身上还是比较常见的，但因为有时候得不到正确的治疗，所以会显得很顽固、不容易治愈，也让很多爸爸妈妈感觉十分困扰。下面咱们就简单聊聊这个恼人的湿疹，希望能够给正在为此发愁的爸爸妈妈们提供一些建议和帮助。

小儿湿疹是一种变态反应性皮肤病，也就是我们平常所说的过敏性皮肤病，其主要是对食物、吸入物或接触物不耐受或过敏所致的，因此有过敏家族史的小儿更容易发生湿疹。湿疹按其发病过程中皮疹的表现分为急性、亚急性和慢性三种，起初表现为红斑基础上出现密集的粟粒大小丘疹或疱疹，疱疹破溃后可形成糜烂面，有渗出、结痂的表现。湿疹严重时可出现大片红斑，其上为成群丘疹或水疱，皮肤糜烂渗液，表面结厚痂，可以累及整个头面部或头颈部，偶尔还可以累及胸腹部和四肢；孩子能够感觉瘙痒，甚至在颈部可以触及肿大的淋巴结，伴有压痛。湿热的环境会使湿疹表现显著。

了解了湿疹的特点之后，我们重点来看看湿疹的防治。

第一，关于饮食。

由于湿疹属于过敏性皮肤病，而牛奶又是比较常见的致敏原，因此在饮食方面，首先还是提倡母乳喂养。这里需要指出的是，在母乳喂养的过程中，妈妈们应该避免摄入海鲜、牛羊肉等容易导致过敏的食物，以免引发孩子的过敏反应。此外，葱姜蒜及辣椒等辛辣食物对皮肤有比较大的刺激性，妈妈们也要尽量避免，以防孩子吸入乳汁后对皮肤产生刺激。母乳喂养的孩子一旦出现湿疹，妈妈需要停掉的食物包括牛奶、鸡蛋、肉类、豆类、坚果及面包等麸质食品，饮食基本上以米饭加蔬菜为主，然后观察宝宝的湿疹是不是有好转，如果症状有所减轻，妈妈可以逐一将上述食物恢复起来，每恢复一种观察2~3天，如果宝宝的湿疹不出现反复，则说明此种食物是安全的，妈妈可以继续食用，如果某种食物造成宝宝湿疹反复，则妈妈在哺乳期间就要避免摄入此类食物了。如果妈妈限制饮食之后，宝宝的湿疹仍旧没有好转，则建议去医院就诊，以寻找其他致敏原。

对于配方奶粉喂养的宝宝，一旦出现湿疹，应该将配方奶粉换为深度水解或氨基酸配方。而一周岁以上已经开始吃鸡蛋的宝宝出现湿疹，或者出现呕吐、腹泻等症状，则高度怀疑过敏与鸡蛋有关，应该停止食用鸡蛋，特别是蛋清制品。崔玉涛老师建议宝宝在添加辅食的时候应该从米粉开始逐一添加，继而是菜泥、肉泥，然后才是鸡蛋，这样也有助于发现可能会引起宝宝过敏的食物类型，在添加辅食过程中一旦发现某种食物引起宝宝呕吐、腹泻或湿疹，要及时停止食用。

另外，无论致敏原是何种食物，发现宝宝过敏后都要至少停止食用6个月，期间绝对禁止阶段性尝试，否则不但不能使宝宝提前适应这类食物，反而会因为反复不断的刺激而使得过敏更加难以控制。

第二，衣着及环境方面。

宝宝的贴身衣服应该选用棉质材料的，特别是衣领部位最好是纯棉的，衣着要宽松柔软，而被褥最好也是棉质的，枕头、被褥都要经常更换，保持干爽，不宜给宝宝使用化纤类制品，同时要避免让孩子接触羽毛、兽毛、花粉等过敏物质；清洗衣物时宜用碱性弱、刺激性弱的洗净剂，洗涤时尽量漂洗干净。此外，宝宝的居室尽量保持凉爽、通风、清洁，少放置毯子、毛绒类玩具，以防尘螨沉积。

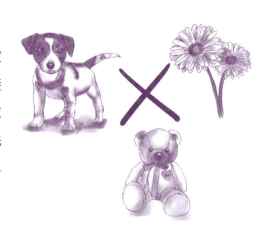

第三，关于湿疹的治疗。

由于湿疹在湿热的环境下会充血并且瘙痒感明显，因此在宝宝患有湿疹期间务必要保持房间干燥凉爽。不要因为宝宝患有湿疹就不敢给宝宝洗澡，勤洗澡可以洗去湿疹附近的细菌，以防止湿疹发生感染。如果宝宝存在皮肤破溃，洗澡之后不要用毛巾擦拭，将宝宝放在温暖的环境里自然晾干即可。

倘若宝宝的皮肤只有红斑和丘疹而没有出现渗液或者破溃，我们可以选择含有少量激素的润肤霜给宝宝涂抹，诸如郁美净，就有着很不错的效果。但如果宝宝的皮肤已经破溃，就应该选择激素类软膏加抗生素类软膏混合使用，否则湿疹部位一旦发生感染，会使症状加重而更加不容易治愈。这里崔玉涛老师推荐使用氢化可的松软膏加百多邦，二者比例为1:1。很多爸爸妈妈担心使用激素和抗生素类药物会对宝宝的健康产生影响，其实完全没有必要担心，激素和抗生素类药物外用不但不会影响宝宝的生长发育，还可以有效避免因为皮肤破溃而导致的色素沉着以及更为严重的化脓性感染，对宝宝的健康反而是有益的。

另外崔玉涛老师在防治宝宝过敏的讲座中还提到了益生菌的使用，他认为宝宝肠道发育不完善，使得乳蛋白等易于造成过敏的食物成分未被充分消化便被吸收，加之肠道黏膜免疫功能尚不完善，也是引起宝宝食物过敏的原因。益生菌可以改善肠道黏膜功能，同时也可以促进肠黏膜免疫功能的完善，对于防止宝宝过敏会有一定效果。

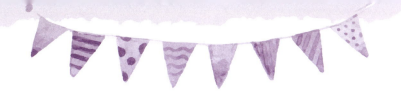

先天性心脏病早发现

说起先天性心脏病,很多爸爸妈妈都会觉得这是离自家宝宝很遥远的一类疾病,确实,相较于一般的儿童常见病,它的发病率要低太多。然而三年之内连续有两位朋友家的宝宝被确诊为先天性心脏病,继而不得不接受治疗,这让我决定把先天性心脏病单独拿出来说说。不过由于这组疾病无论是诊断还是治疗都必须依赖于医院内的专科医生和专业器材,所以我就不在这里过多阐述了,咱们主要从先天性心脏病的早期发现和预防两个方面简单聊一聊。

先来说说先天性心脏病的常见表现。

先天性心脏病种类繁多,但临床上比较常见的包括肺动脉狭窄、主动脉缩窄、房间隔缺损、室间隔缺损、动脉导管未闭以及法洛氏四联症等;根据血液动力学变化,即是否存在血液在左心和右心之间的分流,上述六种病变又可以分成三组,前两者属于无分流类,法洛氏四联症属于右向左分流类,其余三者属于左向右分流类。其中法洛氏四联症是比较严重的先天性心脏病,患儿会出现皮肤、口唇青紫的表现,但随着产前检查的逐渐系统规范,这类先天性心脏病已经基本绝迹,目前最常见且对孩子的健康有着深远影响的是左向右分流类的那三种病变,其症状具有一定的典型性。

首先左心血液通过缺损的房间隔、室间隔或者动脉导管分流一部分至右心,会导致体循环供血不足,这就造成孩子平时易疲累、体力差,且生长发育较健康儿童缓慢,有些孩子出去玩一会儿都会跟家长抱怨累,喜欢蹲下来休息。其次左心血液向右心分流会同时导致肺循环血量增多,使得孩子特别容易感冒,反复呼吸道感染,甚至经常发生肺炎,还会造成孩子吃奶困难、易呛咳以及呼吸急促。而一旦孩子哭闹,右心腔内的压力就会高于左心,这就使得未经氧合的血液被分流至左心,进而进入体循环,孩子的皮肤黏膜和口唇、甲床会出现暂时性青紫,当哭闹结束后,青紫随之消失。

我的两位朋友的孩子都是因为反复发生呼吸道感染,而且在玩儿的时候特别容易疲劳，才去医院就诊发现患有先天性心脏病的，这就提醒我们一旦发觉孩子有这样的表现，必须要引起警惕，千万不能因为我们的疏忽大意而使孩子失去了最佳的治疗机会。

此外，先天性心脏病的症状有时会随着年龄增长而加剧，所以比较年长的孩子出现症状，我们一样要加以重视。如果年长的孩子出现手指或者脚趾末节粗大、颜色暗紫，也有可能是先天性心脏病引起机体缺氧，我们需要及时带孩子去医院进行相关检查，以确定孩子是否患有先天性心脏病。

然后我们说说先天性心脏病的预防。

1. 适龄生育。目前的研究证实，如果孕妇的年龄超过35岁，那么胎儿患有各种畸形的概率将有所增加，所以生育年龄最好在35岁之前，而23~30岁是生育的最佳年龄段。一旦孕妇年龄超过35岁，那么就应该更加规范严格地进行产前检查，以尽量保证胎儿的健康。

2. 养成良好的生活习惯。父母吸烟饮酒均可能造成胎儿畸形，所以在准备怀孕的阶段，准爸爸准妈妈就要戒烟戒酒，最好能够戒断烟酒半年以上再怀孕。怀孕之后特别是孕12周之内，是胎儿各个系统发育的阶段，孕妇更要禁止吸烟，二手烟也要注意避免。另外，患有妊娠期糖尿病的孕妇其胎儿先天性心脏病发生风险要提高到2%左右，因此准妈妈要合理饮食、尽量多运动，以控制血糖在正常范围内。

3. 防止病毒感染。妊娠早期如果被流感病毒、风疹病毒等感染，会在一定程度上增加胎儿心血管系统畸形的风险，所以准妈妈应该尽量少去人员密集的场合，防止接触到病毒。不过不小心感冒的准妈妈也没有必要过于担心，先天性心脏病是可以在产前检查中检出的，只要按规范产检，就可以杜绝畸形胎儿的出生。

4. 远离不良环境因素。有研究显示，如果准妈妈在妊娠早期接受过放射线照射，胎儿心血管系统发育畸形的风险会增加，所以在准备怀孕期间和妊娠早期，我们要避免接受放射线检查。如果患有口腔疾病需要治疗，那么最好在准备怀孕之前进行诊治，但如果因为不知道已经怀孕而拍了牙片，也无需过于担心，牙片的辐射量要低于一般X线检查，对胎儿的影响还是比较小的。除了放射线，空气中的有害气体诸如甲醛等也有导致胎儿畸形的可能性，所以在准备怀孕期间和妊娠期间禁止装修房间，也要减少在其他场合接触有害气体。

5. 药物的使用。如果妊娠期间发生了细菌或者其他微生物的感染，准妈妈千万不要因为惧怕药物不良反应而拒绝治疗，有些药物对孕妇和胎儿是安全的，在医生的指导下是可以放心使用的，相反如果感染不能得到及时而有效的控制，反而会增加胎儿畸形的风险。

另外需要重点指出的是，如果出现流产迹象且经过一段时间的保胎治疗仍然效果不明显，那么就有可能是由于胎儿本身重要系统有缺陷而出现的"优胜劣汰"过程，这个时候如果医生建议放弃保胎，我们应该听取医生的建议，以免在妊娠后期出现更为严重的问题或者生下畸形胎儿。

最后简要说说产前检查的重要性以及先天性心脏病的治疗。

规范的产前检查在妊娠22周左右应该包含一次B超排畸，这次B超检查可以发现诸如心血管系统畸形、神经系统畸形以及胎儿肢体发育畸形等多方面的问题，特别是对于心血管系统的检查，此时是最佳时机。如果再过几周，骨骼的发育就会影响心血管系统的成像，这在一定概率上会造成漏诊的发生。

一旦在排畸中发现先天性心脏病的征象，就有必要进行更为详细的胎儿心脏彩超检查，心脏彩超可以早期诊断较为严重的先心病，避免畸形胎儿的出生。

先天性心脏病的治疗目前主要分为保守观察、介入治疗和手术治疗三大类。对于单纯的瓣膜狭窄以及缺损极小、基本不会造成血流动力学改变的房间隔缺损和室间隔缺损，可以采取保守观察的办法。但近年来随着介入治疗的普遍使用，这种方法已经较少被采用。对于中等程度的房、室间隔缺损以及动脉导管未闭，目前主张使用介入疗法。介入疗法对孩子损伤小，且效果确切，目前已经被多数小儿心脏外科广泛采用。但是对于严重的房、室间隔缺损以及法洛氏四联症、大血管转位等较为复杂的先天性心脏病，除了内科对症治疗并发症外，还需要手术治疗，早期及时的手术治疗可以尽可能地减少血流动力学变化对身体的影响，防止发生更严重的心脏器质性病变。

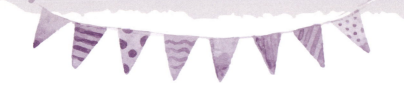

弓形体，也许你还不知道

在正式开始这一章节之前，先给大家讲两个悲伤的小故事。

一个是当年我在儿童医院实习的时候遇见的一个患儿，她是一个很可爱的小姑娘，刚刚两周岁，我进科的时候，据说她已经在科里住了一个月。我的带教老师告诉我，她曾经是一个非常聪明的孩子，不到一周岁时，就已经能够对电视里的各种广告有很强的辨识能力，语言的发育也比同龄孩子要早一些。但遗憾的是，她发病之后各种行为能力都逐渐退步了，不再能说话，甚至认不出自己的爸爸妈妈。我看到的她，仅仅是一个会哭会笑的"洋娃娃"。到我出科的时候，她仍然在住院，我后来又向老师打听了她的情况，得到的消息是她的认知能力并没有根本性的改观，爸爸妈妈已经着手准备再要一个孩子了。

另一个则是在我工作之后遇见的患儿，男孩子，小学二年级，据他父母介绍，他曾经担任班长，是个品学兼优的好孩子，但在发病之后，不仅学习成绩一落千丈，各种认知能力也迅速衰退，在尚未明确病因的时候，智力水平就已经下降到了三岁左右幼儿的水准。最后经过多家医院会诊，病因是找到了，但因为脑组织损伤严重，孩子根本没有了完全康复的可能性，究竟能恢复到何种程度，也没有任何人能够给出肯定的答复。

两个可怜的孩子，就这样失去了健康，失去了原本应该属于他们的美好的童年。我之所以把他们俩的事情放在一起说，是因为他们在发病后有一个共同的特点：就是磁共振检查提示颅内多发异常信号，而他们最终的诊断意见也是相同的：脑内弓形体感染。

现在我们就来聊聊弓形体的事儿。

提到弓形体，很多准妈妈和新手妈妈都不会觉得陌生，因为我们在产检的时候都曾经检查过弓形体抗体，一旦弓形体IgM抗体呈阳性，医生会建议我们终止妊娠。这是因为当IgM抗体阳性的时候，说明孕妇体内正在感染着弓形体，此时继续妊娠有可能造成胎儿发育畸形，婴儿出生时会出现精神发育障碍、视力障碍、脑积水、癫痫等症，这也就是我们通常提到的先天性弓形体病。

而前面说到的两个患儿，都属于后天获得性弓形体病。后天获得性弓形体病多发生于免疫力低下人群，除了免疫功能缺陷的患者外，孕妇和儿童都是比较易感人群。根据弓形体的生活史，猫作为其终宿主一旦被感染，则猫粪里会存在弓形体的囊合子，囊合子在外界发育1-2天之后，便具有了传染性，这个时候人若是接触了猫粪，就可能被感染。而其他动物包括狗和各种家畜，则不能产生对人具有感染性的囊合子，它们的粪便和排泄物是没有传染性的，所以单纯接触这些动物，并不会造成弓形体的感染，但若食用了被感染的肉类，还是有一定感染概率的。

也就是说，孕妇和幼儿应该严格避免与猫接触。如果家中养猫，一定要及时清理猫的粪便，且清理工作不能交由孕妇和幼儿负责。除此之外，我们也要养成良好的饮食习惯。蔬菜水果在食用前要清洗干净，以免食入污染于其表面的弓形体囊合子；对于肉蛋类，则要烹至熟透才可以食用，以降低弓形体的感染概率。

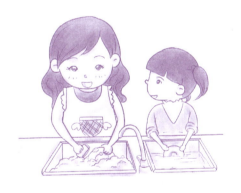

在日常生活中，常常看到有人抱有侥幸心理，认为寄生虫感染这种小概率事件不会发生在自己身上，殊不知这类事件一旦发生，对健康的打击就几乎是毁灭性的。就拿弓形体脑病来说，轻者会表现出颅内压增高的症状，包括头痛、呕吐等，而重者则可能表现为脑实质损害，出现偏瘫、失语，甚至如之前提到的两个孩子，出现严重的认知功能减退和行为能力缺失。

为人父母，我们最希望看到的，无非就是孩子能够健康成长，所以从孕期开始直至孩子进入到一个相对稳定的年龄段之前，再谨慎也不为过。我并不反对所谓"养一只宠物，让它陪孩子一起成长"，但还是奉劝各位，如果真的一定要养宠物，孩子的健康和宠物的健康，一个都不能少。

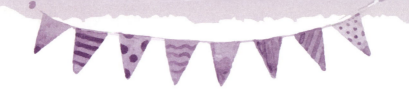

不可忽视的"水汪汪"

经常有同龄孩子的妈妈来问我有没有发现图图的眼睛时常"水汪汪"的，图图的确没有出现过这种情况，但我明白大家想问的是什么。实际上很多孩子在出生之后6个月内都会出现鼻泪管通畅不良的情况，而其最常见的表现就是一侧或者双侧眼睛分泌物增多，以及眼泪在眼内蓄积。今天，咱们就简单说一说鼻泪管通畅不良的事儿。

鼻泪管通畅不良，即我们日常所提到的泪道堵塞，在新生儿常见病中，它的发生率还是比较高的。新生儿刚出生的一段时间内，鼻泪管尚未完全发育好，鼻泪管下端会有先天性残膜封闭，或者被细胞残屑阻塞，从而造成通畅不良。正常情况下，眼泪产生后应该经由鼻泪管回收，当其通畅不良的时候，眼泪就会蓄积在眼内，当其中的水分蒸发后，我们就能够发现孩子的眼内存留了一些分泌物。

通常鼻泪管通畅不良除了会引起分泌物和眼泪蓄积外，并不会引发其他症状，但泪囊中大量的泪液存留非常容易使细菌滋生，一旦发生了细菌感染，则会引发急性泪囊炎，甚至是泪囊脓肿；当脓肿破入泪囊周围组织，可能进一步引发眼睑、眼眶蜂窝组织炎，皮肤破溃，进而形成泪囊瘘。如果孩子抵抗力较为低下，泪囊炎则有机会对结膜和角膜造成进一步感染，引发角膜炎和角膜溃疡，将对视力产生严重伤害。

所以我们说，对于新生儿鼻泪管通畅不良，我们绝不能视而不见。

那么具体该采取什么样的应对措施呢？目前比较推荐的一种治疗方法是泪囊按摩。我们可以用拇指或食指的指腹按压宝宝的内眼角靠近鼻根部位，如果有分泌物流出，可用生理盐水冲洗眼睛，如果分泌物呈脓液样，则可以帮宝宝将脓液擦干净，然后点上托百士眼药水。这种按摩方法可以帮助宝宝排净泪囊内潴留的泪液或脓液，防止泪囊脓肿的形成。

我们也可以用另一种按摩手法，按压部位是相同的，但力度要大，从泪囊处沿鼻梁向下推挤，每次按压8下左右，每天按摩6次。这种按摩方法主要是期待外界的压力能够将鼻泪管下端的先天性残膜冲开，有一部分患儿经过按摩便可以治愈泪道堵塞。

需要重申的是，如果没有脓性分泌物，我们就没有必要给宝宝使用抗生素眼药水。崔玉涛老师曾经强调过，如果没有明确的感染却使用了抗生素，可能会使眼内出现耐抗生素的细菌感染，形成难以治愈的慢性结膜炎，这样的结果会更加糟糕。

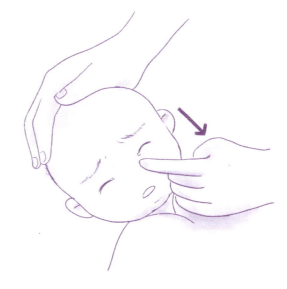

大多数宝宝经过泪囊按摩之后，在6个月到1周岁之内鼻泪管会自行疏通，并没有去医院进行泪道冲洗的必要。如果在此阶段症状仍旧没有缓解，则建议直接给宝宝行泪道探通术，以实现泪道通畅。还是那句话，我们自己的宝宝，谁都会有心疼、有不舍，但是为了宝宝的健康，对于正确的治疗方式一定不要犹豫，果断进行适宜的治疗才是真正为宝宝着想。

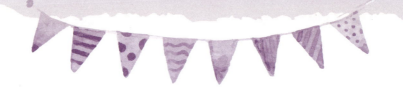

因爱而伤——桡骨小头半脱位

前几天同学在朋友圈发了一条信息，大意是和娃玩闹嬉戏过程中，一时兴起，想要拎着胳膊把娃背起来，结果就听见很清脆的"喀吧"一声，脑子里瞬间闪过一个诊断名词——桡骨小头半脱位。没错！就是桡骨小头半脱位，一个婴幼儿常见的肘关节损伤，往往发生在不经意间，特别是在爸爸妈妈拉拽着宝宝开心玩耍的时候。接下来，我们简单说说这个病。

首先要明确的是几个解剖名词。当人处于正常站立的时候，手臂自然下垂，手心向前，那么大拇指一侧称为外侧，也叫做桡侧，而小指一侧称为内侧，也叫做尺侧。之所以使用桡侧和尺侧的称谓，是因为我们的前臂主要由两根长骨构成，即尺骨和桡骨，尺骨位于内侧而桡骨位于外侧。所谓桡骨小头就是指桡骨的上端，它与上臂的肱骨外髁共同组成肘关节的外侧部，由于桡骨小头的关节面与桡骨纵轴具有一定的倾斜度，而此倾斜度的大小又与前臂的旋转活动有关，因此在前臂受到旋转牵拉时，桡骨小头就非常容易出现半脱位。

桡骨小头半脱位时，孩子首先的表现就是因为肘部疼痛而哭闹，继而不敢旋转前臂，也不肯举起或者活动受伤的胳膊。如果我们仔细检查，会发现孩子的桡骨小头部位

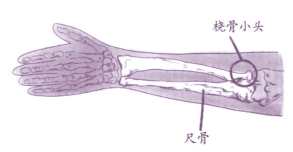

即肘关节外侧有明显压痛，但肘关节并不会出现肿胀或畸形的表现。一般来说，医生根据孩子受到牵拉的病史结合上述表现，就完全可以明确诊断，加之桡骨小头半脱位在X线上并没有异常影像，因此在诊断过程中，是无需任何辅助检查的。

治疗桡骨小头半脱位主要依靠手法复位，无需牵引，亦不用麻醉，有经验的爸爸妈妈完全可以自己完成操作。但是对于初次经历此病的爸爸妈妈，还是请医生来完成

复位更为稳妥，因而在这里也就不给大家详细介绍复位方法了。反而是本病的预防，想要多跟大家唠叨几句。

从病因上来看，除了极少部分的孩子是因为翻滚玩耍时将手臂压在身体下面导致的，其余绝大多数的孩子都是由于手臂被牵拉造成的。牵拉的方式多种多样，最为常见的包括父母提拉孩子双手使孩子双脚离地玩耍、牵拉孩子一侧手臂上台阶、穿衣服时由袖口牵拉孩子腕部等，概括起来就是当孩子肘关节伸直而前臂具有一定旋转角度时，忽然对孩子的前臂进行纵向牵拉的方式。明确了这一关键病因，本病的预防也就显得很容易了：只要我们平时与孩子相处或玩耍的时候脑子里有这根弦，时刻避免对孩子手臂的不正确牵拉，就能有效避免桡骨小头半脱位的发生了。

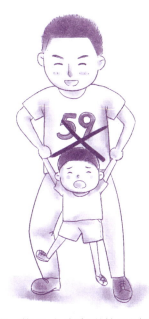

当然，如果损伤已经造成，爸爸妈妈们也没有必要害怕，桡骨小头半脱位通过治疗可以获得良好的预后，且不会出现并发症。即便没有能够及时就诊复位，也不存在并发症的风险。我们只要吃一堑长一智，避免脱位反复发生就足够了。

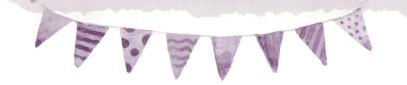

别把微生物赶尽杀绝

平时无论是在办公室还是在上下班的车上,经常能听到有人抱怨帮忙带孩子的老人不讲卫生,诸如奶瓶忘了消毒、口对口喂孩子吃饭等。事实上,讲究卫生是有必要的,但过于小心谨慎的做法是不科学的,把孩子养在一个近似于真空的空间中不但对孩子的健康成长毫无裨益,反而会造成一些负面效果。

一个最典型的例子就是崔玉涛老师曾经提到过的母乳喂养过程中孩子肠道菌群的建立的问题。很多母乳妈妈为了能让孩子吃到绝对"干净"的奶,总习惯在喂奶前用消毒湿纸巾或者香皂清洁乳头和乳晕,崔老师认为这其实是不利于宝宝健康的。婴儿出生后,吮吸妈妈乳房时首先接触到的是妈妈乳头上的需要氧气才能存活的需氧菌,继之是乳管内的无需氧气也能存活的厌氧菌,再然后才能吮吸到乳汁,因此母乳喂养是先喂细菌再喂乳汁的有菌喂养过程,这一过程能够促进孩子肠道正常菌群的建立,不仅有利于母乳的消化吸收,更能促进孩子免疫系统的成熟,预防孩子发生过敏。如果过分清洁,不但会破坏消化道菌群的最初基础,更可能使消毒湿纸巾上的有害化学物质残留在乳头和乳晕上,危害宝宝的健康。

另有大量研究分析表明,那些从小接触大自然、从小习惯于户外活动的孩子在长大以后患有哮喘等过敏性疾病的概率要低于从小生活在"一尘不染"的环境中的宝宝,这也说明宝宝在出生之后适当接触细菌等病原微生物,是能够刺激免疫系统的成熟的,如果接触的微生物太少,反而会导致免疫力低下,不利于人体自然防御系统的健康发展。

说到细菌,就免不了还要提到另一个词语——抗生素。不得不说,抗生素的滥用已经成为近些年来威胁我们健康的一个新元素,特别是对于孩子们来说,不正规地使用抗生素使得很多原本可以避免的健康问题正在侵蚀着他们幼小的身体,这里面比较为我们所熟知的应该算是鹅口疮和伪膜性肠炎。

鹅口疮是一种真菌感染性疾病，由白色念珠菌引起，多见于2周岁以内的婴幼儿。鹅口疮除了由于新生儿接触母亲产道内的真菌引起之外，其最常见的原因就是广谱抗生素的滥用。鹅口疮好发于口腔内的黏膜上，一般呈乳白色斑片状，可以略微隆起，它与我们常见的口腔内残留奶块看上去有些相似，但奶块很容易用纱布或者棉签抹去，而鹅口疮则非常不易被擦掉，且擦掉之后会在黏膜上留下鲜红色的创面。一般来说，病变比较轻微的时候，宝宝不会有明显的疼痛感，当病变加重，宝宝会出现进食困难、因疼痛而哭闹甚至会烦躁不安，若不及时治疗，病变还会殃及扁桃体、食道、呼吸道，引发更为严重的症状。因此一旦发现鹅口疮，我们需要立即停止广谱抗生素的使用，同时以20%的制霉菌素涂抹于宝宝的病变口腔黏膜上，以控制病变的进一步发展。

伪膜性肠炎则是由于长期使用抗生素导致肠道菌群失调而引发的结肠和小肠的急性纤维素渗出性炎症，一般在使用抗生素之后数天内发病。这类肠炎的症状通常为发热和腹泻，症状比较轻的宝宝可能会出现每天数次大便，大便呈蛋花汤样或水样，偶尔可以看到有白色膜状物一起排出，而比较严重的宝宝则可能出现黄绿色水样大便，伴有白色膜状物排出，每天大便十几次甚至数十次，同时伴有腹痛、腹胀或尿量减少、前囟及眼窝凹陷等脱水的症状。一旦宝宝出现伪膜性肠炎，我们同样需要立即停止抗生素的使用，轻症的宝宝的症状会在停药后很快缓解，但若是症状比较严重的宝宝，我们就需要尽快带宝宝到医院去治疗，以防引发更为严重的全身性症状或者休克。

从上述两种疾病我们不难看出，滥用抗生素造成的菌群失调对于孩子来说其实是一种莫大的伤害。如果孩子有原发病真的需要抗生素来治疗，那么我们应该在医生的指导下正规使用，而如果孩子根本没有应用抗生素的指征，我们万万不可盲目使用甚至预防性使用抗生素。

爸爸妈妈都期望孩子能够生活在一个健康卫生的环境中，这是可以理解的，但是过分"干净"反而会使孩子无法获得应有的免疫力，甚至出现体内菌群失调，这也已经是目前医学界的共识。所以为了尽量让孩子少生病，我们只要帮助孩子养成良好的生活习惯就足够了，至于那些原本就安安静静生活在我们身体里的细菌和那些偶尔接触一下根本不会对我们产生任何危害反而有可能帮我们增强免疫力的微生物，就由它们去吧。

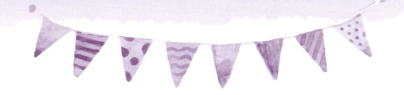

癫痫,一场可能的持久战

每年寒暑假期间,医院的神经内科都会涌出很多小患者,这些孩子有的看上去聪明活泼,跟健康的孩子没什么区别,有的则看上去略显呆滞,似乎对周围的一切都很漠然,还有为数不多的孩子会在排队等待的时候突然大喊大叫,持续一小段时间便又安静下来。他们大多数是趁着寒暑假带孩子来医院复查的,那么他们复查的是什么病呢?就是下面想要跟大家聊聊的小儿癫痫。

说起癫痫这个名字,也许并不是所有人都会熟知,但要是换个说法保准大家就都听说过了,那就是"羊角风"。这是个什么样的病呢?按照科学的说法,癫痫就是一组由大脑皮层神经元异常放电引起的、以短暂性大脑功能障碍为主要表现的综合征,具有慢性反复发作的特点。说得通俗点,它就是一组因为大脑内的某些细胞过于兴奋、不按常理出牌而造成的运动、感觉、意识和精神障碍,容易反复发病。近几年,癫痫患者的数量在咱们国家有增长的趋势,流行病学的统计数据表明,癫痫已经是神经内科的第二大常见病,仅次于头痛。

癫痫分为原发性癫痫和继发性癫痫。原发性癫痫大约占20%左右,大多与遗传因素有关。继发性癫痫又称为症状性癫痫,是小儿癫痫中最为常见的类型,其病因包括大脑皮质发育异常,围产期缺氧、窒息、产伤所导致的瘢痕脑回,颅内感染,遗传代谢性疾病以及肿瘤等。需要强调的是,一些比较严重的外伤也会导致癫痫的发生,但并不是说孩子磕了脑袋或者坠了床就一定会发生癫痫,所以我们平时尽量注意孩子的安全就可以,大可不必因为孩子的一些小磕碰就带着孩子去做一些没有必要的大型检查,只要孩子的精神状态和活动状态没有任何改变,我们就完全可以放心地在家进行观察。

接下来我们说说癫痫发作时的表现。

在小儿癫痫中一组比较常见的发作形式是癫痫大发作,也叫全面强直-阵挛性发作，具体表现为意识突然丧失、全身肌肉抽搐、双眼上翻、眼球固定、咀嚼肌紧张，由于多为半张口状态，因此患者容易咬伤舌头，同时喉部肌肉痉挛可以导致呼吸暂停、面部发青等。一般发作持续时间为5分钟左右，发作后感到疲乏、头痛，有时伴有呕吐和全身肌肉酸痛，每天发作数次或数年发作一次不等。癫痫大发作有的在清醒时，有的在睡眠时，没有规律可循。

另一种比较多见的发作形式是癫痫小发作，包括失神发作、阵挛发作、失张力发作、强直性发作等。其中失神发作表现为突然短暂性意识丧失，患儿在学习或玩耍时突然双目凝视、中止原来的活动和谈话、手中物品掉落，同时伴有头前倾、口角和眼睑颤动，甚至眼球颤动，但既不跌倒也不抽搐；发作一般不超过30秒，可以自行恢复，发作频率不等，少则每月1~2次，多则每天数次，甚至百次。阵挛发作表现为头部和上肢肌肉为主的双侧节律性肌肉抽动，可以重复多次抽动，发作时不伴有意识障碍，可以发生在任何时间。失张力发作表现为突然发生的一过性肌张力丧失，因此不能维持姿势，站立时可以表现为突然低头、屈膝、跌倒，有时可以连续发生数次，伴有短暂意识障碍，发作后立即清醒。强直性发作则表现为某些肌肉突然的强直收缩，患儿可固定于一个姿势，持续时间一般不超过1分钟，伴有短暂意识丧失，发作后立即清醒。

小儿癫痫里最为危险的发作形式是癫痫持续状态，指一次癫痫发作持续30分钟以上不能缓解，或连续发作数次，发作期间意识不能恢复。癫痫持续状态表现为长时间的反复性全身抽搐，因此患儿会出现缺氧，而缺氧又会导致细胞和组织功能的衰竭，故而癫痫持续状态可以造成脑损伤、智力低下、瘫痪等多种后遗症。

癫痫的诊断除了需要了解详细的病史和发作形式之外，最主要的还是依靠脑电图检查。脑电图不仅可以排除非癫痫病变，还可以对癫痫病变进行定位，特别是24小时动态脑电图，对癫痫的诊断有着重要意义。此外，磁共振检查对于继发性癫痫的诊断也是很有帮助的，包括皮质发育不良、瘢痕脑回、肿瘤等多种病变都可以在磁共振上面呈现比较典型的表现，因此脑电图检查配合磁共振检查是目前诊断癫痫的有效手段。

癫痫一经诊断，就应该立刻开始药物治疗。癫痫的药物治疗比较复杂，为了孩子能够得到一个很好的预后，我们必须严格按照医生制订的方案给孩子服药，以免出现病情波动甚至诱发癫痫持续状态。癫痫控制良好的时候，也千万不能轻易停药。目前的研究认为，癫痫至少3年以上没有任何形式的发作才可以考虑是否停药。停药需要逐渐进行，每次只能减少或停止一种药，整个停药过程需要一年左右的时间。一旦正规的药物治疗不能很好地控制癫痫发作，我们就称之为难治性癫痫。近年来对于难治性癫痫一般推荐手术治疗，大约有超过50%的孩子在手术后能够获得非常好的效果。

最后我们来看看癫痫的护理和预防。

当孩子处在癫痫发作状态时，我们应该让孩子侧卧或者歪头平卧，这样可以使得孩子呼吸道通畅，不至于因为呕吐物或者分泌物造成窒息。如果孩子处于半张口状态，我们要迅速用裹了纱布的筷子或者压舌板塞入孩子上下牙齿之间，以免孩子咬伤舌头。但如果孩子牙关紧闭，则千万不要硬撬开孩子牙齿，以免造成牙齿脱落，阻塞呼吸道。此外，当孩子抽搐或意识丧失时，需要尽可能清理周围环境，防止孩子万一跌倒后出现外伤，孩子周身的利器包括眼镜、发卡等更要及时取下，以免造成继发损伤。一旦癫痫发作不能缓解，不要犹豫，尽快拨打急救电话，时间就是生命。

日常生活中，爸爸妈妈们除了应该尽量给予孩子更多关心爱护外，还需要帮助孩子合理安排生活、避免疲劳和紧张，这是控制癫痫发作的有效保障。饮食方面要做到合理膳食，补充瘦肉、鸡蛋等优质蛋白质和钙对癫痫的治疗有一定的辅助作用；盐和多种饮料中的成分容易导致大脑神经元过度放电，进而增加癫痫的发作概率，我们务必要予以控制。

原发性癫痫是没有办法预防的，而继发性癫痫我们可以从病因入手加以预防。首先就是在孕期要尽量避免接触放射线和有毒气体，尽量减少去公共场合，防止病毒感染，这就在一定程度上降低了胎儿脑皮质发育畸形的风险；同时要按时产检，以便及时发现宝宝可能出现的诸如畸形、缺氧、窒息等问题。其次就是避免各种外伤及颅内感染，包括出生时的产伤、出生后的外伤、一氧化碳中毒以及各类脑炎和颅内寄生虫病的发生。最后也是需要重点强调的，当宝宝出现高烧即体温高于38.5℃时，应该及时给宝宝服用美林等退热药，只要按照推荐剂量服用，不但不会产生副作用，还可以有效防止高热惊厥的发生。

科学对待手足口病

对于很多新手妈妈来说,最害怕的就是宝宝生病,尤其是一些自己不熟知的疾病,或者传闻中比较不容易应对的疾病,更是谈之色变。手足口病就属于这一类疾病。近几年,由于新闻中屡屡曝出婴幼儿罹患手足口病不治的消息,很多人便理所当然地为手足口病贴上了"疑难杂症"的标签,殊不知,任何疾病都有着普通与重症之分,手足口病亦不例外。

下面就跟大家简单交流一下这种疾病的方方面面。

首先,我们还是从病因和发病说起。手足口病属于病毒感染性疾病,病毒可以经由呼吸道和消化道传播,因此接触生病的患儿或者摄入被病毒感染的食物和水,都可以造成感染,继而发病。

发病初期,孩子会表现出发热、咳嗽、流鼻涕等类似于流感的症状,继而出现疱疹。如果我们发现在孩子的口腔黏膜,特别是舌或颊黏膜上出现小粟粒样的疹子或者小水疱样的疹子,同时孩子的手上、脚上也出现同样的疹子,基本就可以认定孩子是患上了手足口病。与其他出疹性疾病相比,手足口病的疱疹在孩子的手、脚和口腔几乎同时出现,不会分批出现,疹子一般不痛不痒,5天左右开始有消退迹象,如果孩子没有把皮肤抓伤,那么疹子消退之后皮肤上不会留有色素沉着。

然后,我们再来说说手足口病的应对措施。

病毒感染性疾病多属于自限性疾病,无需特殊治疗,一周左右即可痊愈,因此对于手足口病,我们只需要给孩子对症治疗并且加强护理就可以了。

针对发热咳嗽，应该让孩子摄入足够的水分，同时注意多吃蔬菜水果，补充维生素C；如果孩子出现高热，可以用温水浴等方法进行物理降温，一旦物理降温效果不明显，要及时给孩子服用美林等退热药，以免孩子出现高热惊厥等比较严重的并发症。孩子所在的房间要注意通风，保持空气清洁，一定要避免给发热的孩子穿盖过多，否则更不利于热度退去。

针对皮肤疱疹，需要格外注意的是要尽量避免孩子抓伤皮肤，以防感染。在手、脚疱疹形成及疱疹破溃的阶段，可以使用炉甘石洗剂或者0.5%的碘伏涂抹于疱疹处。

针对口腔黏膜疱疹，要加强口腔卫生护理，尽量给孩子吃清淡、柔软、易消化的食物。一旦疱疹破溃或形成口腔溃疡，可以使用鱼肝油涂抹于溃疡面上，可以促进溃疡愈合，也能有效缓解溃疡疼痛；也可以用清水将思密达粉剂调成糊状涂抹于溃疡面，思密达能够修复全消化道黏膜，对于口腔黏膜也有修复作用。

应该着重指出的是，手足口病这一类病毒感染性疾病，使用抗病毒药物并不能使孩子的症状获得根本性的改善，因此不提倡使用抗病毒药物进行治疗。

接下来我们说说最重要的环节了，那就是手足口病的预防。

开始的时候我们已经提到，手足口病经呼吸道和消化道均可以传播，因此在疾病流行期间，我们首先要避免带孩子到人口密集的场所活动，这样就可以有效避免孩子与患病者接触，切断疾病的呼吸道传播途径。

对于消化道传播这一途径的切断，相信不止是我们家长，就连孩子们自己都知道，洗手是最重要的预防措施。饭前便后和外出后，我们要督促孩子用肥皂或洗手液洗手，不是那种程式化的洗手，而是细致反复地搓洗，至少一分钟左右。我们在接触孩子之前，也要仔细洗手，以免把外面接触到的病原传染给孩子。对于大一点儿的孩子，一定要叮嘱他们避免喝生水、避免进食生冷食物；对于婴儿，奶瓶、奶嘴以及一切入口的物品，都要认真充分清洗，以降低被感染的概率，在手足口病流行期间，上述物品可以每天用开水烫一次。

一旦我们怀疑或者基本认定自己的孩子患上了手足口病，在积极治疗和护理的同时，也要对孩子进行隔离，避免传染给周围其他的孩子。

最后简单说说重症手足口病的表现及处理方法。

少数患儿在发病后病情进展迅速，出现神经系统症状、肺水肿、循环功能障碍等，病情危重时可能导致死亡或者留有后遗症。神经系统症状包括嗜睡、头痛、呕吐、昏迷、肢体抽搐等，肺水肿症状包括呼吸困难、口唇发紫、咳粉红色泡沫样痰，而循环功能障碍则表现为面色灰白、四肢发凉、出冷汗、血压不稳、脉搏减弱或消失等。一旦孩子出现上述症状，应该立即送往医院救治，只有救治及时，才有可能挽救孩子的生命。

保护牙齿，必须从现在开始

图图刚上幼儿园的时候，有一阵子经常会告诉我说他牙疼，我问他究竟是哪颗牙，他也说不清楚，只是指着右侧下颌骨附近说就是那里疼。谨慎起见，我带他到专门的儿童口腔科去看了一下，结果医生一番检查下来，告诉我说孩子只有一颗蛀牙，是左上方的中切牙，与右侧下颌骨相去甚远。我将信将疑地又追问了图图几遍，这才得知原来他根本不是牙疼，而是户外活动的时候被小朋友撞到了右边耳朵，果不其然，几天之后他的"牙疼"自愈了。

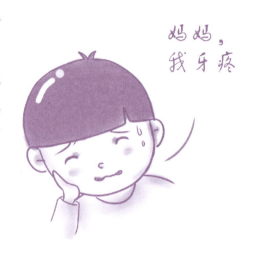

妈妈，我牙疼

虚惊一场，我也实实在在地无语了。可仔细想想这又不能怪孩子，毕竟他能够及时告知我他的不适，也是值得我欣慰的。不过经历了这件事儿，我倒开始真正关注起了孩子的牙齿健康来，咨询了几位儿科医生，也在网上检索了一些保护牙齿的注意事项，在这里与大家分享一下。

龋齿就是我们俗称的蛀牙，属于牙齿的细菌性疾病，其病程一般比较缓慢，但是对于孩子来说，无论是乳牙还是恒牙都可以发生龋齿，因此对龋齿的防治是一个长期而艰巨的任务。龋齿主要的表现就是牙疼，依据其对牙齿的破坏程度又分为浅龋、中龋和深龋，每个阶段的症状不尽相同。

在浅龋阶段，龋坏一般只位于牙釉质，表现为牙釉质局部出现褐色的斑点，但因为其好发部位无论是牙冠表面的窝沟还是相邻牙齿的接触面都属于比较难以观察的地方，又没有牙疼的症状，因此非常容易被忽视。到了中龋阶段，龋坏会侵及牙本质，造成牙本质表面的龋洞，这个时候当接触了冷热酸甜的食物时，孩子就会出现牙齿的酸痛感，这也是有利于发现和治疗的最佳时机，爸爸妈妈们千万不能疏忽大意。一旦在中龋阶段延误了治疗，龋齿就会发展至深龋阶段，这个时候龋坏到达牙本质深层，接近牙髓，当受到食物的刺激时，孩子会出现比较剧烈的牙疼；这个阶段进行治疗仍然是来得及的，爸爸妈妈们绝对不可以再犹豫，一旦深龋继续发展导致牙髓炎或者牙根周围炎，治疗就尤为困难了。

千万不要以为龋齿只会造成牙齿疼痛，龋齿对于孩子的危害，其实远比我们看到的多得多。首先就是牙生长发育的影响。当孩子发生龋齿的时候，疼痛会让他们对进食产生排斥的心理，特别是发展到深龋阶段，孩子每吃一口饭都会感觉牙疼，这甚至会让他们拒绝吃饭，从而严重影响身体发育。其次是对恒牙的发育和萌出的影响。不要因为龋齿发生在乳牙就一味被动地等待换牙，当乳牙因为龋齿的影响而致牙冠缺损甚至脱落时，恒牙的排列就会受到影响，严重时还可能因为咀嚼功能受损而造成下颌骨畸形发育。同时，龋洞的存在会使得口腔环境恶化、细菌聚集，甚至发生牙根周围炎，这会影响恒牙牙胚的发育，导致恒牙萌出障碍。再有就是一旦感染加剧，孩子还可能出现全身症状，特别是当孩子抵抗力下降的时候，万一出现身体其他脏器，特别是心脏、肾脏的感染，对孩子的身体健康就是重大隐患了。所以无论从哪个角度来看，保护牙齿都是刻不容缓的。

龋齿的发生有三大主要因素，即导致龋齿的细菌、口腔环境和牙齿本身的发育状况，所以预防龋齿我们第一步就是应该在孕期摄入充足的蛋白质、维生素和钙质，使得宝宝的牙胚能够得到良好的发育。

第二步是帮宝宝创造良好的口腔环境。众所周知，酸性环境下牙齿容易脱钙，进而会增加龋齿的发病率，所以我们的当务之急是帮助孩子养成餐后漱口、早晚刷牙的习惯，这样可以有效避免食物残渣与口腔内的乳酸杆菌作用而产生大量的乳酸。另外口腔内的细菌容易利用糖类特别是蔗糖代谢产生酸，因此对于甜食一定要加以限制，尤其是孩子睡眠之前，尽量不要给孩子吃甜的东西。吃配方奶粉的宝宝，吃奶后一定要喝一些白开水，以减少糖类在宝宝口腔中的残留。

我们的口腔内都有一定量的细菌，所以给宝宝嘴对嘴喂食或是将咀嚼之后的食物喂给宝宝，都会增加宝宝患龋齿的概率，我们要注意避免嘴对嘴喂食；而在咳嗽或者打喷嚏的时候，更是应该避开宝宝，以防止细菌对宝宝的入侵。

第三步是当宝宝成长到一定年龄的时候，可以利用适当的措施帮助宝宝固齿。图图在入园之后已经进行过两次氟化泡沫固齿，这是目前国际上比较先进的一种防龋方式。其主要原理是利用泡沫的形式，使牙齿表面和缝隙被数以千计的泡沫附着，且连续不断地释放出氟化物，以最小的氟含量达到最大的氟吸收。氟化泡沫固齿容易被孩子接受，不会造成任何副作用，具有明显的防止龋齿和使牙齿再矿化的作用。

而宝宝第一恒磨牙即六龄齿萌出之后，则建议给宝宝进行窝沟封闭。窝沟封闭是指在不去除咬合面牙体组织的前提下，在牙齿的窝沟缝隙上涂一层感光粘结性树脂，来保护牙釉质不受细菌及其代谢产物的侵蚀，增强牙齿抗龋能力，从而达到预防龋齿的目的。由于六龄齿萌出较早，咬合面有比较多且深的沟隙，所以最需要进行窝沟封闭。但窝沟封闭只是保护儿童牙齿的咬合面不出问题，而没有做封闭的两侧牙体仍然会受到细菌侵蚀，所以如果无法有效改善口腔环境，龋齿还是会出现的。

讲了龋齿的预防，接下来我们着重说说刷牙的方式。

其实从宝宝出生后不久，我们就可以开始给他们清洁口腔了。在宝宝的第一颗乳牙萌出前，我们可以每天用软纱布蘸着温开水为宝宝清洁口腔黏膜和牙龈，这样不仅可以去掉口腔中残留的奶液，还可以促进下颌骨和口腔黏膜的发育。当宝宝的第一颗乳牙萌出之后，我们就可以开始帮他们"刷牙"。这时候应该用软纱布蘸淡盐水或者淡茶水认真擦拭宝宝牙齿的各个面，注意手法一定要轻柔。宝宝一周岁之后，开始教他们使用软毛儿童牙刷正式刷牙，两周岁之前宜使用白开水或淡盐水，两周岁之后才可以使用儿童牙膏。需要注意的是，我们应该帮宝宝规范刷牙动作，让他们沿着牙齿的缝隙上下刷，在刷牙过程中尽量避免损伤牙龈和口腔黏膜。

最后再简单说说龋齿的治疗。

药物治疗主要是针对没有形成龋洞的阶段，如果是乳牙可用氟化双胺银，恒牙则可用氟化钠糊剂涂擦龋损。用药物治疗龋齿后，仍会有复发的可能，所以最好定期带孩子复查。

充填则是治疗龋齿的主要办法，主要针对已经形成龋洞的牙齿。充填方法是将龋坏组织去除干净，做成一定的洞形，然后清洗、消毒，再用充填材料充填。浅龋充填效果最好。中龋和深龋的治疗中，在去除龋坏组织以后，有时龋洞底部已接近牙髓，就需要加一层护髓剂再充填；而一旦去净龋坏组织以后牙髓暴露，此时就需要先采取牙髓治疗，然后才能充填。

总之为了孩子的健康成长，就让我们从现在开始帮他们一起保护牙齿吧。

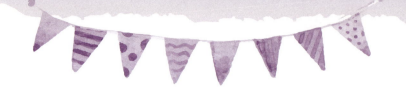

成长的代价——营养不良性贫血

家家有本难念的经。当我还在陪图图一起与"肥胖"斗智斗勇的时候,同班小伙伴的妈妈来找我咨询孩子贫血的问题,说是体检的时候查血发现孩子血清铁蛋白偏低,被医生告知虽然目前还没有贫血,但体内已经贮铁不足,如果再不加以注意,就要发展到缺铁性贫血了。

其实就营养不良性贫血来说,其高发年龄在6个月至2周岁,学龄前儿童如果饮食均衡的话是很少会发生贫血的。然而近些年由于很多家长对孩子的饮食越来越不加节制,导致很多孩子出现了偏食、挑食的问题,进而影响了营养素的摄入和吸收,因此不少营养相关疾病便"不合时宜"地出现了,缺铁性贫血就是其中一个典型的例子。今天我们就来聊聊儿童最常见的两类营养不良性贫血。

先说缺铁性贫血。

缺铁性贫血是婴幼儿时期最容易出现的一种营养不良性贫血,多数是因为体内铁缺乏导致血红蛋白合成不足而引起的。一般来说,诊断缺铁性贫血主要看血红蛋白的含量,在血常规的化验单中,我们可以很容易找到这一项。如果宝宝是出生一个月之内的新生儿,那么血红蛋白低于145g/L即可诊断为贫血,120~144g/L属于轻度贫血,90~119g/L属于中度贫血,60~89g/L属于重度贫血,而低于60g/L属于极重度贫血。其余各年龄段血红蛋白的正常下限分别为:一到四个月90g/L,四到六个月100g/L,六个月到五周岁110g/L,五到十一周岁115g/L,十二到十四周岁120g/L;若血红蛋白低于正常下限即可诊断贫血,90g/L~正常下限属于轻度贫血,60~89g/L属于中度贫血,30~59g/L属于重度贫血,而低于30g/L属于极重度贫血。

那么,我们应该在什么时候带孩子去检查血常规呢?除了常规体检之外,如果我们发现孩子有以下症状,就有必要带他们去抽血检查了。首先就是皮肤和黏膜苍白,这是贫血的孩子最典型的表现,通常面部、口唇和甲床的苍白是比较容易被我们发现的；此时如果我们翻开孩子的下眼睑，会发现他的睑结膜的苍白要更为显著。其次就是孩子的精神会比较差，在玩耍中，他们会比较容易感觉疲倦，有些孩子甚至会出现烦躁不安及食欲减退。如果已经发展到较为严重的贫血或者贫血的时间比较久，孩子还会表现为指甲变脆、出现横纹，头发变黄且显得干枯，甚至会有消化不良、呕吐、腹泻等不适。上述症状都提示我们要尽快带孩子去查血，贫血与其他疾病一样，越早发现、诊断、治疗，孩子恢复起来就越快。

  那么一旦孩子被确诊为缺铁性贫血，我们又该怎么做呢？第一就是调理饮食。如果孩子还不到一周岁，我们可以适当为他们添加铁强化型的米粉作为辅食。由于母乳和牛奶中的铁含量均较低，因此不能把多喝奶作为补铁的方式。如果孩子已经超过一周岁，我们则可以在辅食中加入蛋黄、瘦肉和动物肝脏，特别是后两者，含铁量非常丰富，是目前比较推荐的补铁饮食。一些绿叶蔬菜的含铁量也比较高，但相较于瘦肉和动物肝脏，其所含有的铁不容易被吸收利用，所以不作为主要的补铁方式。但是需要重点提示爸爸妈妈们的是，铁的吸收需要有充足的维生素C，因此在孩子出现贫血的时候，让他们适当多吃诸如猕猴桃、橙子等富含维生素C的水果也是十分有必要的。当然，如果孩子已经属于中等程度以上的贫血，那么在饮食调理之外，就需要额外补充铁剂了，目前比较常用的是硫酸亚铁和富马酸铁制剂，不过应该在医生的指导下合理用药。

  再来简单说说缺铁性贫血的预防。由于缺铁性贫血主要缘于体内铁缺乏，因此合理膳食是最重要的预防手段。我们要注意及时而规律地为孩子添加辅食，特别是针对一周岁以上的孩子，一定要避免孩子偏食、挑食，这样才能摄入充足的营养以供他们成长所需。另外就是要避免孩子摄入高热量食品，包括各种甜食、油炸食品等，高热量食品会使孩子缺乏饥饿感，从而影响三餐的进食量，导致必需营养素的摄入不足而引发贫血。如果孩子在饮食调理和铁剂治疗后贫血仍得不到改善，我们还应该考虑孩子是否存在其他原因引起的慢性消化道失血，包括过敏、寄生虫等，这时候要及时去医院检查，只有原发病得到控制，才能够有效治愈孩子的贫血。

然后我们来说另一种营养不良性贫血——巨幼红细胞性贫血。

巨幼红细胞性贫血简称巨幼贫，是由体内缺乏维生素B_{12}或叶酸所致的，发病率仅次于缺铁性贫血，除了具有缺铁性贫血所表现的症状之外，还会出现身体轻度浮肿、面色蜡黄、表情呆滞甚至运动和智能发育迟缓的现象，偶尔也会发生身体无意识颤抖和抽搐。由于巨幼贫比较容易影响神经系统，因此对它的预防和治疗就显得更为重要了。

巨幼贫的诊断主要依靠实验室检查，血清中维生素B_{12}含量和血清中叶酸含量的测定是诊断的可靠指标。一旦孩子被确诊为营养不良性巨幼贫，要立刻开始进行药物治疗。对于维生素B_{12}缺乏者，主要应用维生素B_{12}肌注，100μg/次，每周肌注2次，连续2~4周；对于叶酸缺乏者，则要口服叶酸治疗，每次5mg，每日3次，连用2周后，改为每日1次。维生素C能够促进叶酸的吸收利用，因此也可以同时口服维生素C。必须要注意的是，如果因维生素B_{12}缺乏引起的巨幼贫并发神经系统症状，若单纯以叶酸治疗，贫血可以减轻但神经系统症状反而会加重，因此目前更主张维生素B_{12}和叶酸联合应用，以提高治疗效果。

维生素B_{12}主要存在于动物性食品中，包括瘦肉、动物肝脏，而叶酸则主要存在于新鲜绿叶蔬菜中，所以对于巨幼贫的预防，合理膳食同样是重中之重。及时给孩子添加辅食，纠正孩子的偏食、挑食问题，我们责无旁贷。

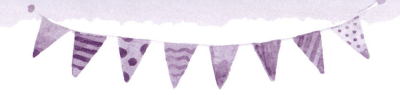

远离与面对烧烫伤、电击伤

我们在新闻里常常会听到一些关于宝宝被烫伤的事件,总觉得那都是离我们很遥远的事情,但其实婴幼儿烧烫伤在日常生活中并不罕见。宝宝活泼好动,对世界充满了好奇,喜欢到处摸摸看看,因此很容易被热水、热液、热器具等烫伤或是被火焰直接烧伤。这类意外伤害,轻则对宝宝身心造成损伤,重则危及生命,所以我们绝不能掉以轻心。而在所有这类损伤中,有很多都由于现场处理不当而加重了伤害,甚至造成了二次创伤,因此我们有必要来说说烧烫伤等意外事件的处理,以备不时之需。

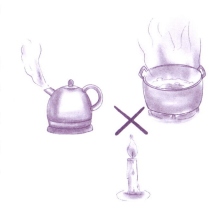

当然,对于这些相对比较专业的问题,我的经验和阅历显然不够用了,以下内容均为我家资深外科医生图爸友情赞助,在此鞠躬致谢。

言归正传,我们先说烧烫伤的处理。

若仅伤及表皮浅层,会在伤处局部出现红斑,皮肤干燥无水泡,此时宝宝感觉类似于皮肤过敏,会有哭闹的表现,轻触红斑处宝宝有闪避的动作。对于这样的烧烫伤,我们大可放心,首先带宝宝迅速脱离热源现场,除去伤处衣物,充分暴露伤处。除去衣物时要注意不能伤到宝宝,可以用剪刀剪开衣服,而后迅速用冰水或者冰块冷湿敷伤处。若家中没有冰块也可以用冰箱里的冰棍、冰淇淋甚至冻肉等任何冰冻物品包裹上塑料袋敷于红斑处,半小时为宜,无需其他特殊处理,3~7天伤处便可脱屑痊愈,不会留有疤痕。

若伤及更深层皮肤,伤处会有大小不等的水泡,内含浅黄色澄清液,基底创面红润、潮湿,皮肤感觉过敏,肿痛明显。这样的创伤相对于之前的就严重一些了,但也不必太过于担心，这时切记还是先要迅速脱离热源现场，除去伤处衣物，可以用剪刀剪开衣服，不过这时衣服很有可能与皮肤粘在一起，去除时动作一定要轻、慢、稳，绝对要避免暴力撕扯，尽量减少对水泡的损伤；皮肤破溃越少，感染机会也就越少，对于伤处恢复当然也就会越好。而后迅速用冰水或者冰块冷湿敷，处理方式与表皮浅层烧烫伤相同。上述处理之后，我们可以去医院或药店买一支湿润烧伤膏，每天帮宝宝涂抹伤处，这样的损伤1~2周愈合，有时会留下褐色痕迹，但经过一个夏天就会慢慢消失。

如果皮肤肿胀明显，或者有小水泡，基底创面微湿发白或红白相间，疼痛等感觉减退，说明已经伤到了真皮层，这时如果轻触伤口宝宝没有特别厉害的哭闹，处理起来就比较麻烦了。我们依旧要迅速带宝宝离开热源，保持宝宝呼吸通畅，此时衣物很有可能与皮肤粘在一起，无法除去，那么就不要试图除去，把周围能弄开的衣服小心剪掉就可以了。然后以冰水敷或者泡浴伤处，注意不要用冰块直接敷，因为冰块硬度过大，会刺激深层皮肤；冰敷的同时迅速送宝宝去最近的医院或者求助急救中心，一般在医院救治后3~4周愈合，但这样的伤口是必然会留有疤痕的，需要等待宝宝痊愈后视情况做进一步处理。

如果伤及皮肤全层甚至达到皮下、肌肉或骨骼，就属于深度烧烫伤了。此时伤处表面干燥无水泡，可见苍白或焦痂形成甚至碳化呈黑色，血管呈树枝样隆起，轻触伤处宝宝已经完全感觉不到任何疼痛。这时候必须尽快拨打急救电话同时冷敷，千万要注意让保持宝宝呼吸通畅，不要自己送宝宝去医院，而是等待急救车来接，因为急救车上有必要的抢救措施，可以避免发生更为严重的意外。

接下来简单说说电击伤。

电击伤其实就是我们常说的触电，其最大危害是很容易造成心脏骤停，如果抢救不及时是会致残甚至危及生命的。电击伤通常都会留有两个伤口，一个是电流入口，一个是电流出口，一般来说入口的烧伤情况严重一些，灼伤处皮肤颜色灰黄，有时皮肤类似焦皮，中心部位低陷，周围一般没有水肿或水泡。遇到触电，首先要做的当然是切断电源，远离电源，或用绝缘体拨开电线与宝宝接触的部位，然后才能进一步处理。当发生野外触电时如果电线拨不开可以用绝缘工具砍断电线然后拨开。

抢救电击伤的宝宝最重要的就是及时拨打急救电话。如果宝宝心脏骤停则应该迅速使宝宝平卧，敞开上衣，使呼吸道保持通畅，然后为宝宝进行人工呼吸与心脏按压；心肺复苏越早效果越好，这时候可不是爸爸妈妈们惊慌的时候，务必让自己镇定下来，毫不夸张地说，心肺复苏就是争分夺秒与死神赛跑，宝宝的生命此时就完全攥在我们自己的手里了。

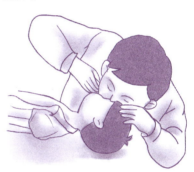

说了这么多，其实对于烧烫伤和电击伤，还是重在预防。我们平时要注意家用电器的检查维护，隐藏可能暴露的接线板与电器插座，插座插孔用插销替代盖板封住，尽量减少不安全的用电方式。更重要的是要告知宝宝其危险性，降低风险，防患于未然。

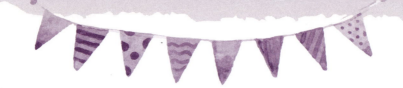

疫苗接种，重中之重

图图小时候，我最头疼的一件事就要算带他去接种疫苗了，特别是他两岁左右的那阵子，每次去打针就好像去打仗一样，恨不得提前好几天就要开始给他做心理建设，即便如此，从医院门口到注射室那段不长的路仍然会走得无比艰辛，毫不夸张地说，就算在"三九"天儿，我也能被他折腾得满身大汗。不过艰辛归艰辛，疫苗接种却也几乎是唯一一件我们必须对孩子狠下心的事情，且不说日后各种入园入学时都需要的接种记录，单是为了孩子的健康考虑，我们也绝对不能在这件事情上掉以轻心。

相信爸爸妈妈们手里都有一份疫苗接种记录本，所以在这里我就不特别介绍每种疫苗的接种时间了，我们从细节着手，说说疫苗接种中需要注意的问题。

♦ 一、什么样的孩子接种疫苗需谨慎

一般来说，无论是足月出生的宝宝，还是早产宝宝，只要体重不小于2公斤，都应该按照正常月龄进行疫苗的接种。举个例子来说，百白破三联疫苗应该在出生后3个月完成第一次接种，那么无论孕39周出生的宝宝，还是孕32周出生的宝宝，都应该在3月龄时注射，而不是依照矫正月龄来算。除了神经系统严重发育畸形或者有癫痫病史的宝宝，其他孩子接种疫苗都无需过分谨慎，接种疫苗是一个刺激机体免疫力成熟的过程，对于宝宝的健康成长是有利的，所以体质较弱的宝宝更应该按时接种，而并非如很多家长所说的那样延迟接种。

♦ 二、容易过敏的宝宝接种疫苗时要注意什么

我们都知道，但凡过敏都会有致敏原，所以即便是容易过敏的宝宝，接种疫苗出现严重过敏现象也属于极为罕见的情形。多数爸爸妈妈比较关心牛奶或者鸡蛋过敏的宝宝能否正常接种疫苗的问题，其实这个问题很简单，大家只需要记住两句话：第

一，牛奶过敏的宝宝不能口服减毒脊髓灰质炎疫苗；第二，鸡蛋过敏的宝宝慎用流感疫苗和狂犬疫苗；只要记住这两条，其余疫苗对于牛奶或鸡蛋过敏的宝宝是不会造成任何危害的。

需要强调一下的是，一旦宝宝真的出现了比较严重的接种后过敏现象，那么就要避免再次接种该疫苗，否则再次过敏的几率极大。

三、关于一类疫苗与二类疫苗

很多爸爸妈妈比较排斥二类疫苗，认为二类疫苗对宝宝来说可有可无，而通常负责疫苗接种的单位也不会对家长进行劝说，只需要家长签字放弃接种即可，这种做法实际上是不正确的。相较于一类疫苗，二类疫苗的主要差别在于自费，但其重要程度并不次于一类疫苗，特别是诸如水痘疫苗、轮状病毒疫苗等，还是建议带宝宝去按时接种，以避免不必要的感染。

四、接种疫苗后出现身体不适怎么办

有一部分宝宝在接种疫苗之后会出现发烧、精神萎靡等不适症状，这属于接种后的正常反应。我们知道，疫苗本质上是模仿疾病的某一过程以刺激机体产生对该种疾病的免疫力，所以如果宝宝在接种后出现身体不适，爸爸妈妈们不必太过担心。一般来说，我们只要让宝宝多喝水、多休息，发烧等症状会在24小时之内自然消失，万一宝宝出现了38.5℃以上的高热，我们及时给宝宝采取服用退热药或者物理降温等对症治疗的方法即可。

接种疫苗后出现身体不适是不建议使用抗生素或者抗病毒药物进行治疗的，很多疫苗都属于减毒疫苗，盲目使用抗生素和抗病毒药物会影响疫苗接种效果，甚至造成无效接种，这是我们应该注意的问题。如果宝宝的症状持续得不到缓解，还是建议爸爸妈妈们咨询医生，切忌想当然地自行处置。

五、接种疫苗后注射部位红肿如何处理

图图在某一次接种疫苗后曾出现过注射部位红肿的问题,我当时特意询问了儿科医生,得到的答复是如果不严重可以不去处理,如果觉得有必要处理,冷敷即可。我按照医生的说法给图图进行了冷敷,结果到了接种后的第三天,红肿基本就完全消退了。

针对接种后红肿的问题,崔玉涛老师的说法是接种后三天之内务必选择冷敷,因为热敷会加重红肿,三天之后如若红肿还没有消退,则开始热敷。与接种疫苗后不应使用抗生素同理,在红肿部位也要避免使用酒精、碘酒等外用药物,以免影响接种效果。

六、简单说说狂犬疫苗

为什么要把狂犬疫苗单独拿出来说呢?理由很简单,因为在所有可以依靠疫苗预防的疾病中,狂犬病是唯一一旦发病死亡率100%的疾病,所以宝宝无论是被宠物咬伤还是抓伤,我们都必须及时带宝宝去接种狂犬疫苗,以预防狂犬病的发生。需要提醒大家注意的是,这里所说的宠物绝不仅仅包括狗,受伤方式也绝不仅仅包括咬伤,猫咪抓伤等一系列宠物伤,都是狂犬疫苗的适应范畴。

目前狂犬疫苗主要有预防性接种和治疗性接种两大类,我们上面所说的被宠物伤到之后去接种属于治疗性接种,需要在受伤的当天以及4、7、14、28天后总共接种5次;而对于长期接触宠物的宝宝,我们也可以选择预防性接种,这种接种方式只需要3针即可。

预防狂犬病除了接种狂犬疫苗,还有两个要点是值得注意的:其一是对于养宠物的家庭,建议大家按时给宠物接种疫苗,这样就可以把狂犬病扼杀在"摇篮"里;其二是一旦被宠物所伤,在接种疫苗前,应该先用流水和肥皂彻底清洗伤口,再以酒精消毒,这也是预防狂犬病的关键步骤。

七、宝宝拒绝接种的应对方法

最后简单谈谈我这几年跟图图小朋友"斗智斗勇"的一点儿心得体会。其实在宝宝还不懂事的时候，带他们去接种疫苗并不算一件难事，顶多就是见到注射器的那一刻哭两声、挣扎几下，我们狠狠心按住也就搞定了；最艰难的是他们懂事之后，那阵仗，着实是让人心生畏惧的。

不过后来我发现，有两招儿似乎挺管用，大家可以试试看。一个就是告诉宝宝这次打针是为了预防生病，打了这一针，以后可以少打很多很多针，还可以少吃很多很多药。这个办法效果比较确切，但更适合两岁之前的宝宝。另一个则是对宝宝动之以情，让宝宝知道自己是大孩子了，要学会坚强，要给医院里的小弟弟小妹妹们做个好榜样。可别小看这个办法，图图两岁半之后，这个办法几乎屡试不爽，所以图妈在这里强力推荐给大家，希望能对爸爸妈妈们有所帮助。

最后的最后，还是要重复之前那句话：疫苗接种是孩子成长过程里的重中之重，为了孩子的健康，我们必须重视起来！

专题：宝宝四季健康护理小知识

Part 1 ★ 宝宝冬季健康小细节

每到冬天，我总能在论坛中看到一些宝宝冻了耳朵的帖子，于是寻思着，该总结一下宝宝冬季防治冻伤的小经验。无独有偶，某天哄图图睡觉时，小家伙抱着小脚丫喊痒痒，细细一看，竟是脚气的先兆。正好都是冬季里宝宝常见的健康小问题，就一并总结总结吧。

先说冻伤的问题，因为这个更常见。

其实，家有冻伤宝宝，妈妈不但不应该受到指责，反而应该被表扬，为啥呢？自然是因为只有坚持冬季户外活动的宝宝，才有冻伤的机会，而冬季的户外活动，对于宝宝来说，无疑是利大于弊的；且不说锻炼意志品质那些长远的益处，就眼下来说，冬季常常带宝宝出去玩儿，会降低宝宝进入到幼儿园之后生病的概率，这可是经过论证得出的结论。

总的来说，冬季带宝宝户外活动不仅能够帮助宝宝提高呼吸系统机能，还能够提高宝宝自身免疫力，促进宝宝血液循环系统良好发育等，而弊端呢，大概就只有容易导致宝宝冻伤这一点。对于这恼人的一点弊端，妈妈们只要注意一些护理细节，问题便会迎刃而解。

我们知道宝宝的冻伤主要是因为冬季毛细血管收缩导致血流相对减少造成的，而一旦局部血液循环问题得不到解决，冻伤就会随之恶化，所以我们预防冻伤的第一步就是想办法促进宝宝小手小脚和耳朵这些末梢部位的血液循环。我们可以每天晚上用温水给宝宝擦洗按摩一下，坚持一段时间，效果会很明显。如果宝宝属于体质偏寒的类型，就把生姜捣碎，取姜汁兑入温水中再给宝宝擦洗按摩，效果会更显著一些。这里说句题外话，用姜汁温水按摩对于"老寒腿"也是有效的，家有老人的妈妈们，不妨在冬天给老人试试。

当宝宝的耳朵或者手脚已经出现了红肿的硬结，并伴有刺痒的感觉时，我们又该怎么办呢？其实，我们还是可以用前面的姜汁温水按摩法来促进局部血液循环的，只不过要把按摩的时间延长、频率增加。具体来说，就是每天不限次数地以30～40℃的姜汁温水给宝宝按摩硬结出现的部位，坚持到硬结消失之后一周，然后再按照上面的预防办法，每天睡前按摩，以防止冻伤复发。不过这里特别需要注意的是，一旦宝宝已经出现冻伤，我们按摩的时候力量要适当减轻，万万不可过于用力而弄破宝宝皮肤，那样的话就适得其反了。

如果宝宝的冻伤处已经出现破溃，那么别犹豫，赶紧给抹上冻伤膏。那怎么能避免发展到这一步呢？也不难，每天晚上观察宝宝一遍，看看他的小手小脚和耳朵处有没有红肿硬结；看看宝宝有没有不停地抓挠手脚或者耳朵的某处；从户外回家之后，要赶紧脱掉宝宝的潮湿手套、鞋袜，换上干净的衣物。只要做到这些，就可以防患于未然。

然后，再简单说说脚气的问题。

众所周知，脚气是因为真菌感染引发的，真菌喜欢生长在温湿的环境里，因此冬季宝宝更容易出现脚气。图图就是这样的，他本来就是个容易出汗的孩子，冬天一到，穿上厚厚的冬靴，在外面一通疯跑，回到家鞋子是换成了薄一些的，但是潮湿的小袜子却没有及时换下，几天之后，他的脚趾缝里便开始出现红痒。

一般来说，对于免疫力正常的孩子，脚气倒是不会导致什么更加严重的问题，但是宝宝不舒服咱们心里就不踏实啊，所以还是得想办法避免。比起预防冻伤，这个就更加简单了，秘诀就是"保持干燥"。那怎么让宝宝的小脚丫保持干燥呢？无外乎就是每天晚上用温水洗脚，宝宝户外活动之后及时更换鞋袜，潮湿的小袜子及时清洗，这些都是每个妈妈可以轻易做到的事情，还是那句话，只要我们足够细心。

所以，对于这一点，我就要检讨了：虽然每天也会给图图小朋友洗脚、洗袜子，可是我从来没有跟婆婆强调过白天给孩子更换鞋袜的事情，以至于图图从户外活动回来，经常还是穿着潮湿的小袜子，等着体温来把袜子"烘干"，给真菌们提供了繁殖的场所和环境。我想，这样粗心的妈妈应该不是只有我一个，所以还是得说说治疗的办法。

首先，每天晚上睡前给宝宝洗脚，等宝宝睡着之后，涂抹适量的达克宁或者派瑞松，这两种外用药物不会对宝宝的健康造成影响，可以放心使用，至少坚持涂抹5天；然后，把宝宝的所有小袜子煮一下，以后每天用肥皂清洗，并在阳光下晒干，宝宝活动之后随时更换；最后，给宝宝多准备几双小鞋子，以便能让洗了的鞋子内部彻底干透，也可以将我们日常小零食中的干燥包放在鞋子里，效果很好。

啰唆这么多，其实并没有什么是大家不知道的，说出来只是给大家提个醒，不要像我一样这么大意，等到宝宝已经出现不适的苗头了，才去想办法补救。

Part 2★宝宝夏季健康小细节

夏季对于孩子们来说，是个无限美好的季节：昼长夜短，可以在户外尽情玩耍到天黑；若是再来一场大雨，蹬着自行车冲进水坑里的感觉，简直爽爆了；冰箱里的各色瓜果和冰棍雪糕，更是应有尽有，一身大汗回到家，挖一口西瓜送进嘴里，怎一个惬意了得？可也正因为如此，这样的一个季节对于家长们来说就显得不那么好过了，既要提防各种外伤的发生，又要照顾孩子们的饮食健康，总有一种手忙脚乱的感觉。

所以今天，我们就来一起总结几条维护宝宝夏季安全健康的小经验，算是给妈妈们提个醒或者支支招吧。

一、关于防晒

说起夏天，我首先想到的便是户外毒辣辣的阳光。我从小到大就是个懒得防晒的人，但是做了妈妈之后，防晒的工作再也不敢懈怠了，因为宝宝肌肤幼嫩，只要我稍有懈怠，"毒"太阳就会给我们"颜色"看，对于这一点，我是有过深刻的教训的。那还是图图一周岁零两三个月的时候，正值盛夏的某个下午，爷爷带着他出去晒太阳，回来我们就发现他总是伸手去抓胳膊上的一块地方，我细细一看，那块皮肤的颜色明显已经比周围的要深，摸上去甚至有点儿烫手，爷爷解释说当时没有注意到他刚好暴露在阳光下的胳膊，等注意到的时候，就已经是这个模样了。

毋庸置疑，这是晒伤的表现。我们赶紧给他进行了冷敷，当时似乎是有些效果的，可过后，只要他进行比较剧烈的运动，晒伤的部位就会变得又红又热。为此，图图奶奶没少埋怨他爷爷，我也特意跑去咨询了皮肤科的医生，得到的答复是：只要皮肤没有破溃，就不需要特别处理，而事实上也根本没有什么非常有效的处理方式。换句话说，晒伤只能防患于未然，对已经造成的伤害，唯一的指望就是机体自身的调节与修复能力了。因此，如何防患于未然才是我们最该关注的重点。

防晒分为物理防晒和化学防晒两大类，对于成年人，我们一般会选择防晒霜，也就是化学防晒，而对于孩子，则应该恰恰相反。由于防晒霜中含有多种化学成分，即便是专门为儿童设计的，其有效成分仍会对孩子的皮肤造成一定程度的刺激，所以通常情况下，只有在阳光非常炽烈而我们又不得不带孩子外出的时候，才可以选择为孩子涂抹少许于暴露部位，其余时候应以物理防晒为主。所谓物理防晒，简而言之就是遮挡，我们只要为孩子准备棉质的长袖薄衫和薄长裤，外加一顶有檐的帽子，就可以轻松做到既防晒又不影响孩子的活动，这样的效果其实比涂抹防晒霜还更加简便易行呢，可谓万无一失。需要着重指出的是，有些粗心妈妈只顾着宝宝的脸蛋儿和四肢，而忽略了宝宝的脖子，这着实让人无语，不多说了，对待宝宝，让我们拿出足够的细心吧。

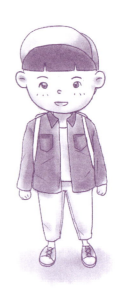

♦ 二、关于防止蚊虫叮咬

除了防晒，夏天的户外活动还要提防蚊虫叮咬。一般来说，防晒的装备对于防止蚊虫叮咬也是足够的，问题是随着蚊虫的进化，我们发现也有一些蚊虫具有隔着衣物叮咬的能力，所以仅靠物理防护对付蚊虫，效果是远远不够的。这个时候，我们就得借助化学手段了。从经验上来看，市面上常见的儿童用花露水或者宝宝金水，对于防止蚊虫都具有很不错的效果，而一些防蚊手环、脚环也能够达到切实有效的防止蚊虫叮咬的功能，妈妈们可以放心选用。

♦ 三、关于烫伤的治疗

由于夏天穿着单薄，意外烫伤很难避免，这也是我们需要了解的另一大类问题。我想，如何预防宝宝烫伤无需赘言，我们要说的是万一宝宝发生烫伤，我们该如何有效处理。

科学地来讲，烧伤和烫伤的诊断治疗是要根据级别来进行的，后面我会跟大家详细讨论，这里我们先来看看对于烧烫伤简单的处理原则。如果烫伤的区域只出现发红、发热、疼痛，那么常规的办法是使用流动的冷水冲洗烫伤部位30分钟，然后涂抹烫伤膏，若家中没有烫伤膏一类的药品，可以用大葱的葱白榨汁代替，然后在家观察即可；如果皮肤已经破溃，则在冷水冲洗之后迅速到医院治疗，不要涂抹任何药物，以免影响医生对于伤口状况的判断。

如果烫伤部位出现水泡，首先需要进行的处理同样是流动冷水冲洗30分钟，然后到医院治疗。这里有一点必须注意的是，家长千万不可以擅自帮孩子把水泡挑破，因为水泡内是组织渗出的无菌液，若保持皮肤完整，则可以有效避免感染的发生，一旦水泡被挑破，伤口就会暴露于有菌的空气中，那样宝宝发生感染的概率会大大提升。

四、关于饮食卫生

最后我们来简单说说夏季饮食卫生的问题。

其一是众所周知的限制冷食品的摄入。对于宝宝来说，他们的胃肠道还远远没有达到可以随意接受冷热刺激的程度，因而在炎热的夏天进食冷食品，非常有可能导致宝宝胃肠道功能失调，进而使宝宝出现食欲减退、消化不良甚至胃肠道痉挛等一系列严重的问题。此外，几乎所有冷饮都属于高热量食品，对于处在生长发育期的儿童，过量摄入此类食品容易导致肥胖，而肥胖的危害相信不需要我来说，各位妈妈也是心知肚明的。

其二是比较容易被家长们忽视的剩饭剩菜的问题。在炎热的夏季，无论是剩饭剩菜，还是宝宝喝剩下的奶液，都非常容易被微生物污染，即便放入冰箱中也无济于事，所以建议妈妈们不要给宝宝进食前一餐剩下的食物，不能为了节约而拿宝宝的健康开玩笑。一旦宝宝已经因为进食剩餐而出现胃肠道不适症状，不要犹豫，立刻带宝宝去医院治疗，因为在夏季，很多微生物污染过的食品都会造成比较严重的食物中毒，及时治疗是唯一有效的补救措施。

Part 3 ★ 宝宝春秋季健康小细节

说到对于季节的偏好，无疑我是最喜欢春秋两季的，天空晴朗、温度适宜，既可以带着宝宝随心所欲地外出郊游，也可以举家出行，怎么想都比酷热难耐的夏天和寒风刺骨的冬天要好上很多。不过我显然不是唯一对春秋两季情有独钟的，至少跟我作伴的还有我们所熟知的各种小昆虫和微生物们。

所以这次，我们就从老生常谈的"病从口入"说起吧。

说起"病从口入"这件事儿，妈妈们首先应该了解的就是一种叫做"粪-口途径"的微生物传播方式，看字面意思我们就不难理解，这种传播方式主要是通过被微生物污染的手而使宝宝感染的，换句话说，不注意手的卫生是引起这一类感染的主要原因。那么经由粪-口途径感染的疾病又包括哪些呢？就挑几个大家耳熟能详的吧：轮状病毒腹泻、细菌性痢疾、甲型肝炎……怎么样？听上去是不是很熟悉？其实还远远不止于此，几乎所有目前为我们所知晓的肠道传染病，都来自于这种感染方式。

不过依我看来，经由粪—口途径传播的病原菌比例越多越好，为什么呢？因为它容易预防啊！比起飞沫传播类疾病，预防"病从口入"明显要更简单些，我们只要做到一点就能防患于未然，那就是勤洗手。给宝宝从小养成吃东西前洗手的习惯，并非难事，孩子的接受能力是最强的，即使已经进入到幼儿阶段，仍旧如此。为什么我们总说孩子在幼儿园里可以形成很多良好的生活习惯呢？就是因为幼儿园很注重孩子日常生活习惯的培养。只要我们做家长的平时多用点儿心，洗手这个小习惯，宝宝一定可以轻松养成。

那么如果是在户外的时候呢？有时候我们外出郊游实在找不到可以洗手的地方，但宝宝又需要进食，该怎么办呢？建议妈妈们用干净的面巾纸或者包装袋拿取食物给宝宝，尽量不要让宝宝自己动手。有些妈妈就会问了：为什么不能用湿纸巾或者免洗洁手液呢？其实不用我说妈妈们也明白，但凡不需要冲洗的洁手液，在擦手之后多多少少都会有化学成分残留在宝宝手上，固然能有效清除了细菌等微生物，可化学物质被宝宝吞食之后同样会造成胃肠道损伤，久而久之，一定会导致宝宝胃肠道功能下降，实在是得不偿失呀。所以对于这一点，还希望妈妈们千万小心才是哦。

接下来，我们简单了解一下春秋季使用率很高的加湿器和净化器的使用。

先给大家讲个发生在图图姥姥身上的小故事。很多年前的一个春天，很注意养生的图图姥姥像往年一样搬出了

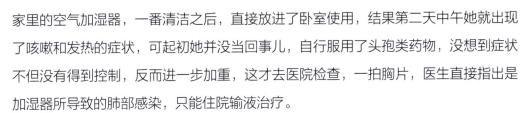

家里的空气加湿器，一番清洁之后，直接放进了卧室使用，结果第二天中午她就出现了咳嗽和发热的症状，可起初她并没当回事儿，自行服用了头孢类药物，没想到症状不但没有得到控制，反而进一步加重，这才去医院检查，一拍胸片，医生直接指出是加湿器所导致的肺部感染，只能住院输液治疗。

当时我还只是个医学院的学生，针对妈妈的病情，我跑去找了我们呼吸科的老师，老师是这样告诉我的：空气加湿器是把双刃剑，一方面它确实能够改善房间内空气干燥的状况；另一方面，它喷出的蒸气也能够激活室内的粉尘和藏匿于被褥之中的各种微生物，所以一个不小心，就有可能会导致呼吸道感染，严重的甚至可能诱发肺炎。所以我们建议各位妈妈，如果室内空气实在干燥，不如放置一盆水或者勤用湿墩布拖地，收到的效果绝对不比空气加湿器差。

现在很多妈妈都会给宝宝选用的空气净化器与空气加湿器是一个道理。我认为，在空气质量尚可的时候，实在没有必要关上窗户使用净化器，要知道开窗通风是保障室内空气流动的最有效手段，常言道"流水不腐"，流动的空气亦然。

既然已经提到了干燥的问题，接下来我们就不妨再聊聊最常发生于宝宝身上的两

种干燥吧。首先是鼻腔干燥。肯定有很多妈妈都曾经为如何清理宝宝的鼻腔而纠结过，我就是其中一员。图图还小的时候，我担心会损伤他的鼻黏膜，所以对于他鼻腔中的分泌物，我大多采取视而不见的态度，然而随着他渐渐长大，我发觉有时候分泌物会让他呼吸不畅，甚至会影响他的睡眠，于是帮他清理鼻腔看上去势在必行。就当我正要上网购买吸鼻器的时候，图图奶奶阻止了我，老太太二话没说就弄来了一小碟香油，用棉签小心涂抹进图图的鼻腔，之后不到一个小时再让图图自己擤鼻涕，里面的分泌物果然尽数被擤了出来。我见这个方法不但可行，而且孩子很容易接受，就把香油改成了味道不那么刺激的橄榄油，这么多年一直在用，屡试不爽，所以这里隆重推荐给新手妈妈们，在春秋两季对付宝宝鼻腔干燥，这个办法非常靠谱。

其次就是很多宝宝都会发生的便秘问题了。由于之前已经专门讲过一次，这次只总结几个要领。春秋两季空气干燥，水果蔬菜却很丰富，于是这第一个要领，就是要保证宝宝有足够的水果蔬菜摄入，体内有了充足的纤维素，大便自然不再是问题。特别给大家推荐一下火龙果，图图小朋友每次吃过之后，效果都是立竿见影的，妈妈们可以尝试一下。第二条算是一个小偏方，如果一周岁以上的宝宝发生便秘，妈妈们可以用大白菜榨汁给宝宝喝，效果确实非常明显，若便秘很严重，可以在白菜汁中加入少许蜂蜜，这就属于比较"狠"的方子了，不到万不得已，不建议给宝宝随意使用。第三个要领是要给宝宝养成良好的排便习惯，争取每天让宝宝按时排便，开始的时候宝宝可能会有抵触，但坚持大约一周到两周的时间，习惯就会逐渐养成，之后宝宝大便就再也无需妈妈揪心了。

最后是针对一周岁以下的小宝宝们便秘的处理方法。妈妈们可以每天给宝宝揉揉肚子，注意揉肚子要顺时针揉，每天规律地揉三次，每次五到十分钟，千万不能逆时针，否则会适得其反。此外，用开塞露或者肥皂头润滑肠道的办法，非到万不得已最好不要使用，因为这两个方法容易使宝宝产生依赖性，会造成今后排便更加困难。

好了，让我们一起享受这最美丽的季节吧。

Chapter 2

关爱自己，才能更好地照顾宝宝

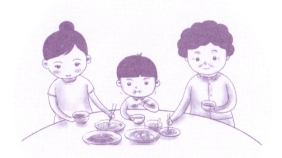

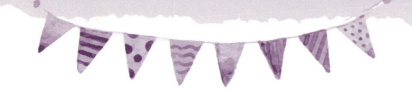

健康清爽坐月子

说起坐月子这件事儿,那可算是女人生命中的一件大事儿了,为什么这么说呢?因为产后无论从身体健康的角度来讲,还是从心理的角度来讲,我们都要经历重大的转折甚至是重建,毫不夸张地说,坐月子质量的好坏,直接影响着未来的生活质量,这一个月的时间对于我们身体各个系统机能的恢复,都有着决定性的意义。

那么是不是就如同老一辈人说的那样,月子里既不能洗头洗澡,也不能漱口刷牙,要盖尽量厚实的棉被,千万不可以着风碰水呢?显然又不是的。今天,咱们就来聊聊这"坐月子"的事儿,看看月子里究竟有什么是我们真正该注意的,又有什么是我们一定要努力避免的。

一、月子里到底能不能刷牙

老一辈人最常告诫我们的一件事就是月子里不要刷牙,否则容易引起牙齿脱落,这其实是一个非常错误的观念。从孕期开始,由于体内激素的变化,孕妇非常容易发生牙龈充血水肿,加之孕期钙质大量消耗,牙齿会变得很脆弱。宝宝出生之后,这种情况在短期内不会有显著缓解,那么如果此时我们再疏于对口腔环境的清洁,随着细菌的滋生以及口腔内食物残渣的发酵,龋齿和牙周炎等口腔疾病便会接踵而至,对我们的牙齿产生很大的危害。

不过需要注意的是,我们在漱口或者刷牙的时候,必须使用温水,以避免冷水对身体的刺激;另外要注意选择刷毛比较柔软的牙刷,这样才能有效保护牙龈,使之不受到伤害。

二、月子里到底能不能洗澡

与能不能刷牙相似,月子里能不能洗澡也是很多新妈妈非常关注的问题。我想不用我说大家也能猜到,答案仍旧是能,而且是十分必要的!众所周知,产后3周到一个月，是恶露排出的时间，这段时间里由于外阴处时常会有分泌物排出，因此也就成为了细菌生长的温床。如果我们不注意清洁，细菌便很有可能上行造成生殖道感染，一旦发生宫内感染，我们的产后恢复进程会受到严重影响。

但是在恶露排净之前，也就是产后6周之内，我们是绝对要禁止盆浴的，以免污水进入生殖道引发感染。此外，在洗澡的时候，也要保证浴室温度适宜，避免着凉或者受风。

这里顺便说说恶露的事情。所谓恶露是指产后排出的子宫蜕膜，同时混有血液和子宫分泌的黏液等。随着颜色及内容物的变化，按照时间的推移正常恶露分为血性恶露、浆液性恶露和白色恶露，大约在产后4周左右，恶露可以排净。正常恶露有血腥味，但没有腥臭味，我们在产后应该注意观察恶露的气味，一旦发觉恶露有腥臭味，或者伴有腹痛、发热等症状，要及时去医院就诊，警惕宫内感染、胎盘或胎膜残留等问题的发生。

三、月子里究竟该不该洗头

很多人都说月子里是绝对不能洗头的，因为会落下头疼的病根，这话其实并不是毫无道理的，只不过那是针对以前生活条件不佳的时候的。如果没有一个温暖的环境，或者洗完之后不能及时把头发弄干，月子里洗头确实容易着凉引起头疼，但如果是在温度适宜的室内，洗头之后又可以立即用暖风把头发吹干，那就完全不用担心落下病根的问题了。另外，洗头和洗澡都可以使人更容易振作精神，月子里注意个人卫生在一定程度上是能够降低产后抑郁症的发病率的。

四、"坐月子"的房间有什么讲究

产后要避免受到风寒，这是大多数人都知道的常识，但除了风寒之外，月子里还要避免潮湿。从中医理论上讲，产后气血虚弱、筋骨松弛，一旦风寒湿邪乘虚而入，则容易引发感冒、关节疼痛、腹泻等疾病。因此坐月子的房间最好能够维持20~25℃

的室温，湿度一般不宜超过50%，同时最好能够拥有比较好的采光条件，使居室相对温暖干燥一些。

除此之外，居室的通风也是至关重要的，一方面适当通风能够维持居室的温度和湿度在适宜的范围内，另一方面，通风也可以保证居室内的空气新鲜，不至于发生空气污染，新鲜干净的空气是有利于宝宝生长发育的，反之如果居室中残留较多量的污浊空气，会对宝宝的呼吸道发育产生不良影响。当然，无论是自然通风还是使用空调，我们都要避免直接被风吹到，特别是不能吹到头，以免受凉头痛，落下病根。

五、月子里可不可以碰水

毋庸置疑，月子里是可以碰水的，除了常规的洗漱之外，洗一些小件衣服也都没有问题，不过需要严格注意的是，月子里万万不可以碰冷水，一旦冷水中的寒气侵入关节，就很有可能会落下"月子病"了。

六、月子里哺乳应该注意些什么

母乳喂养对于我们产后的恢复是非常有帮助的，比如宝宝对乳头的吮吸可以促进恶露的排出，进而有利于子宫恢复。然而月子里哺乳还是有一些事情需要我们注意的，我们分两方面说。

一方面是关于乳头的清洁。很多新手妈妈出于对宝宝健康的考虑，习惯在哺乳前用香皂清洗乳头乳晕，或者用消毒纸巾擦拭宝宝能够吮吸到的部位，其实这种做法是很不科学的。这样做很容易使化学物质残留在乳头上，反而影响宝宝健康，同时也容易导致乳头皲裂，对日后的哺乳产生影响。正确的做法是用温水沾湿毛巾对乳头和乳晕稍作清洁即可，这样既可以保护乳房，又可以使宝宝在吃奶的过程中吸入适量需氧菌和厌氧菌，有利于宝宝肠道正常菌群的建立。

另一方面则是关于补钙的问题。由于在孕期和哺乳期，我们体内的钙质都要供给宝宝所需，因此每天要流失大量的钙，从月子里我们就应该重视钙的补充，防止产后缺钙造成的一系列问题。一般来说，补钙还是首先建议食补，每天至少喝牛奶250毫升，适当增加豆制品的摄入，同时尽量多接受阳光照射，这样才能够保证我们日常所需。

七、简单说说坐月子的饮食法则

关于月子里的饮食规则，老一辈人流传下来的说法就是一个字"补"。其实月子里如何补，还是有很大学问的，如果一味地盲目进补，会适得其反的。月子前期特别是产后一周之内不宜使用温补类的药材，否则容易造成精神兴奋、心神难安，不利于产后的休息恢复；另外温补类药物助内热，易导致口腔溃疡和便秘的发生，对我们的身体来说反而是个损耗。而关于饮食结构，月子里的饮食应该荤素适中，忌油腻，否则会影响蛋白质的吸收，也比较容易造成产后肥胖；水果蔬菜要充足，因为充分的维生素有利于产后恢复，也有助于乳汁分泌，而充分的纤维素则有利于消化道功能的改善，可以防止便秘的发生。最后再说饮食禁忌，月子里的饮食主要是忌寒凉、忌辛辣，寒凉的食物包括偏凉性的水果，食用后会影响恶露排出和子宫恢复，同时容易损伤胃肠道，而辛辣的食物会通过乳汁影响宝宝的胃肠道，也不利于妈妈身体的恢复。

总之，坐月子这门课程，需要我们用心去学习、去领悟，女人一定要首先爱护好自己，才能爱孩子、爱家庭；身体和心理的双重健康，是每个女性都值得拥有。

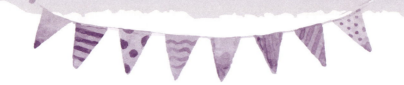

警惕胃病，从现在开始

想起来写这个话题，实在是因着机缘巧合，陪奶奶去做胃镜，和消化科的同事聊起了关于幽门螺旋杆菌感染的事情，突然就想到，这件事看似离我们很远，其实恰恰也是一个为了孩子的健康不得不关注的话题，所以干脆就在这里简单说几句，算是给妈妈们提个醒吧。

话还是要从奶奶的症状说起。最近几个月，奶奶总是在电话里跟我抱怨说胃不舒服，具体的表现就是有时候会莫名其妙地出现胃疼胃胀，特别是吃了寒性大一点儿的东西，胃会胀得很硬，好像食物根本就没有消化一样。因为工作性质的缘故，我平时常常能够接触到胃肠道的恶性肿瘤，听了奶奶的叙述，我心里便一直像是堵了一个大疙瘩，思来想去，决定带奶奶去做个胃镜检查，虽然这检查着实是不好受，可是若真的有了什么问题，早发现早治疗终究是有百利而无一害的。

还算幸运，经过了医生仔细的检查，奶奶排除了肿瘤的可能性，但是通过胃镜检查，几乎可以肯定奶奶有比较严重的急性胃炎。同事毫不犹豫地给我们开出了碳-14呼气检查的单据，让奶奶赶紧去查一下是不是有幽门螺旋杆菌的感染，果不其然，十几分钟之后的结果显示，奶奶的胃病，正是由这个不为大多数人所熟知的细菌引发的。

得知了病因，治疗的事情就迎刃而解了，除了常规的抗生素加抑酸剂联合疗法之外，同事特别嘱咐我们的就是从今以后，全家人要实施分餐制度，简而言之就是每个人都把饭菜盛进自己碗里，各吃各的，不去一个盘子中夹菜。那么为什么要分餐呢？我想大家也都能够猜到，那必然是因为幽门螺旋杆菌这个讨厌的东西，它具有传染性。

幽门螺旋杆菌在很多人的胃肠道里都是存在的，但是发病与否，一定程度上取决于偶然，最多可能还与人体的营养状况和自身免疫力有关。一旦发病，主要就是容易造成急性胃炎和胃溃疡，而症状，除了前面提到的奶奶出现的问题之外，还包括口臭、反酸等等。但是也有一部分人，在幽门螺旋杆菌感染之后，并不会出现症状，可久而久之，胃癌和胃部淋巴瘤的患病风险却高于常人。因此，无论是不是出现症状，后面的问题都相当棘手，这也就提醒我们，对付这个狡猾的"敌人"，必须要先下手为强。

所谓的"先下手"，毋庸置疑，指的也就是预防了。幽门螺旋杆菌是经口传染的，所以这预防之道，必然就是饮食卫生。除了刚才说的分餐，对于家有宝宝的我们来讲，最最需要注意的，便是千万不可以让宝宝的食物先过我们的嘴。我知道很多妈妈和奶奶、姥姥为了让宝宝消化得好，会先把食物放进自己嘴里稍微嚼一嚼，然后再喂给宝宝，这样做的确是有助于宝宝对于营养的吸收，特别是刚刚开始添加辅食的小宝宝，但这种行为却同时会造成两个相当严重的问题，其一是有碍于宝宝咀嚼肌的发育，其二就是万一大人感染了幽门螺旋杆菌却因为没有症状而不自知，那么细菌就会经由食物而传染给宝宝。

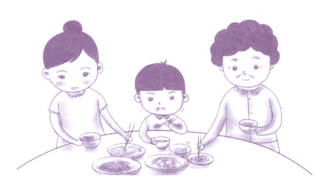

这样喂宝宝是不卫生的，有可能会传染疾病，也会破坏宝宝咀嚼肌的发育哦

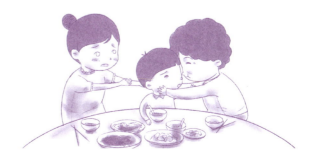

我想说到这里，大家也就明白了，我在前面说了那么多，实际上呢，就是想要跟大家推广一下分餐，并且告诫妈妈们，嘴对嘴喂饭的时代，该让它过去了。怎么样？是不是心甘情愿地想要照我说的做了？如果是，我就再加上一句，万一万一之前喂宝宝

的时候有过嘴对嘴的时候，也不用紧张，若是家里刚好有人有胃病，那么就带上宝宝，全家去做一个碳-14呼气试验，简单且无副作用。根据结果，决定是继续预防还是开始治疗；若是家里没有胃病患者，就从现在开始预防，好习惯一旦养成，便会终身受益。

不管怎么说，从目前的情况来看，胃部恶性病变越来越趋向于年轻化，所以早点儿重视起来总归是没有坏处的。不多啰唆，还是那句话，孩子的健康比什么都要紧。

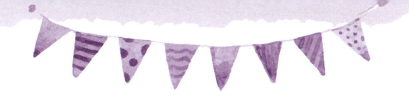

宫颈那点事儿

因为我是个医务工作者,所以总有姐妹发信息来询问我关于宫颈病变的事儿。说实在的,现在被这个问题缠住的人可真不少啊,这一方面反映了大家都开始重视自己的健康了,另一方面也表示宫颈病变的防治可能真的已经到了刻不容缓的地步。今天我干脆就帮大家简要介绍一下咱们常见的宫颈病变吧。

其实但凡是病变,无外乎就是分成两大类,一类是良性的,另一类是恶性的。良性的又包括炎症、息肉等,而恶性的最常见就是我们都熟知的癌。当然,还有一种病变是介乎于这二者之间的,也就是我们专业上所指的交界性病变或者癌前病变。这样的病变虽不属于癌,却是可能向着癌的方向转化的,实际上这类病变才是我们防治的重点,也是最近几年大家所熟知的两癌筛查里最引起关注的一个病变阶段。今天我们就从这儿说起。

对于宫颈来说,这一阶段的病变有一个专门的名称,叫做宫颈上皮内瘤变,这个名词可能有些拗口,我们简写成CIN。从病理上看,它有什么样的表现呢?宫颈表面生长着的是一层鳞状上皮,这种上皮又分为好多层,每层里面细胞的大小相对一致,当我们能够发现每层的细胞开始变得不一致时,专业上说就是细胞具有异型性了,这便是CIN了。CIN分为三个级别,一级是最轻的,细胞的异型性不超过上皮厚度的三分之一;三级是最重的,上皮全层细胞都有异型性,而二级则介于两者中间。

了解了病变的分级之后,我们来看看每级病变的危害和一般治疗方式。

首先是一级病变。一般来说,宫颈CIN病变是由于人乳头瘤病毒感染引发的。一级病变的时候,临床上主要以治疗感染为主,通常感染得到控制之后,病变会自然消退,然后只要半年之后复查就可以了。当然也有些人喜欢比较积极一些的治疗方式,即宫颈锥切。这种方式就是通过一个小的门诊手术把病变部分的上皮切掉,这样是最彻底的治疗方式,不过针对还没有孩子的姐妹们并不推荐使用,因为宫颈的小手术容易造成宫颈口松弛，怀孕早期容易引发流产。

二级和三级病变，一般来说就要求在控制感染的同时进行锥切手术了。虽然从CIN病变发展到癌至少需要五年以上的时间，但身体里留着这样一个"定时炸弹"，总归是不安全的，所以除非是正处在孕晚期的准妈妈，临床上多数都会要求患者积极治疗的。特别是三级病变，在我们平时的俗称中，就已经算是原位癌了，它虽不具备癌所具有的会复发或是转移的特征，但它却可以发展成为癌，然后致命，所以这个级别的病变，必须尽快治疗，也就是必须尽快进行锥切。锥切之后，复查的期限应该缩短为三个月，而不是半年。如果病变没有切干净或者没有得到很好的控制，别犹豫，继续治疗，直到把病变上皮切干净为止。

说了半天，宫颈病变到底要如何去发现呢？这就又要说到一直在跟大家反复介绍的体检上面了。现在，北京凡是五十岁以上的妇女，每两年都要进行宫颈刮片的检查，这个检查是对宫颈脱落细胞进行最初的筛检。如果这个检查提示有细胞异常，就要进行宫颈上皮的活检，刚刚上面所说的病变分级，就是通过活检病理得到的结论。也就是说，宫颈刮片的检查，是发现病变的第一步。

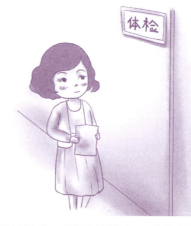

那么就有人会问了，为什么一定要进行刮片检查，而不能等有了症状再去医院检查呢？事实是，宫颈病变的症状也分为两类，一类以异味和瘙痒为主，这样的症状是炎症和其他微生物感染时出现的；而另一类则是同房时出血，也就是我们所说的接触性出血，这样的症状通常就是由宫颈癌引起的。注意，我说的是宫颈癌，换句话说，等有了症状，就来不及了，而癌前病变一般是没有症状的。所以，我还是想劝姐妹们，两年进行一次妇科体检吧。我们医院的女医生，只要是已婚的，体检时都会做宫颈刮片，医院既然这样做了，就说明这个检查是有必要的，相信我。

简单一点来说，如果妇科检查发现有霉菌或者滴虫，那么就使用相对应的药物正规治疗；如果不幸已经确诊为恶性病变，那么二话不说去手术，只要手术及时彻底，子宫病变的预后还是相当良好的。需要特别提到的一句话是，子宫手术并不影响之后的生活质量，完全没有必要因为担心夫妻关系而做出遗恨终生的选择。

再最后重申一句，身体终究是自己的，请善待。

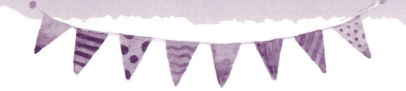

正确认识乳腺疾病，防患于未然

由于工作环境的缘故，我总能接触到各种各样的患者，一个很突出的感受就是近年来很多疾病的发病率都在逐渐上升，这里面当然有大家重视健康之后疾病检出率提高的原因，但环境的变化、工作生活压力的影响，也确实导致一些疾病较之以往更容易发生了，乳腺疾病就是其中不容忽视的一大类。

一般来说，我们可以把常见的乳腺疾病分为三种，即炎症性病变、增生性病变和肿瘤性病变，其中乳腺炎好发于哺乳期，增生性病变好发于中年女性，而肿瘤性病变中最常见的纤维腺瘤和乳腺癌则分别好发于青春期和围绝经期。然而由于近些年很多恶性肿瘤的发病都呈现年轻化的趋势，因此对于乳腺癌的防治也绝不能仅限于绝经期前后。下面咱们分别说一说这几类常见的乳腺疾病。

先从最简单的乳腺炎说起。

急性乳腺炎一般见于产后哺乳期，除了产后体质虚弱、免疫力降低以及情绪易波动外，乳汁排出不畅是其发生最主要的原因。乳汁在乳腺内淤积，为细菌感染提供了非常有利的环境，如果此时得不到及时处理，会出现乳腺红肿、疼痛等局部症状以及高烧甚至寒颤等全身症状。急性乳腺炎得不到彻底治愈，还有可能转变为慢性乳腺炎，此时乳腺内会形成具有压痛感的肿块，很难消退。也就是说，保证乳汁能够顺畅排出、尽量避免乳头及乳晕破溃感染，是预防乳腺炎的重要手段。这里，母乳喂养的优势就再一次体现出来了。宝宝的吮吸是使乳腺得到排空最有效的方法，让宝宝多吸，可以有效降低乳腺炎的发生率，同时对于乳腺增生也能起到很好的缓解作用。如果乳汁供大于求，则

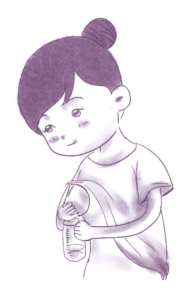

必须准备一个好的吸奶器，无论如何也不能让乳汁长时间残留在乳腺内，这是我们需要遵循的根本原则。

此外，乳头皮肤破损也容易使细菌经由乳管和脉管进入乳腺，进而引发乳腺炎甚至乳腺脓肿，因此哺乳前后我们有必要用温水对乳头和乳晕区进行适当的清洁。一旦发现乳腺有红肿、疼痛等表现，可以用毛巾进行热敷，以使炎症消退；但如果出现高烧、寒颤等全身症状，还是应该及时去医院就诊，以免发生更为严重的后果。

然后再说说乳腺增生和乳腺纤维腺瘤。

乳腺增生在中年女性中十分常见，主要表现为乳腺胀痛或者刺痛，月经前疼痛尤为明显，疼痛严重的时候可以向腋窝、肩背部放射，影响日常生活及工作；在一侧或双侧乳腺内能够触及多发的肿块，一般为片状、颗粒状或小结节状，肿块触痛明显，但活动度非常好，与周围组织没有粘连。乳腺增生的治疗效果不确切，通常使用中医的理气通络疗法。

而乳腺纤维腺瘤也与体内雌激素水平过高有关，好发于青年女性，多为单发肿块，肿块光滑，与周围组织界限清晰，活动度好。一般的治疗方式为手术治疗，但如果患者不愿接受手术，或是肿瘤体积很小，也可以临床观察随诊。

最后，我们要着重说说乳腺癌。

理论上说，乳腺癌好发于绝经期前后，但就目前情况来看，其高发年龄段已经扩展到了30~40岁，所以我们必须引起重视。通常早期的乳腺癌有着很高的治愈率，因此对乳腺的定期检查具有重要的临床意义。

乳腺癌的检查最简单的方法是自检，因为可以随时进行，所以对乳腺癌的早期发现非常重要。比较推荐的自检时间是月经结束后一周左右，此时由于激素水平的关系，乳腺处在一个比较松弛柔软的阶段，便于发现其内可能存在的肿块。自检的方法首先是观察，脱去上衣站在镜子前，观察两侧乳腺是否对称，乳腺皮肤是否光滑、有无橘皮样改变或者凹陷、乳头是否有凹陷或者上移、有无湿疹样外观，如果发现了任何异常改变，就要及时去医院就诊检查。另外也可以自己对乳腺进行触诊，平躺在床上，一侧手臂伸直上举过头，另一只手中间三指并拢，以乳头为中心用指腹画圈检查，如触及肿块也要及时就诊。

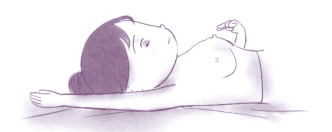

除了自检，还有两种常规筛查方法也推荐给大家，建议大家至少每年选择其中一种方法检查一次。其一是乳腺的钼靶检查，是通过对于微小钙化灶的发现实现早期乳腺癌诊断的一种方法。钼靶检查不受患者年龄和体型的限制，因此准确率高，但因为其属于放射性检查，故而也不建议大家过于频繁地进行检查。另一个是乳腺的B超检查，近年来由于技术水平的提升，B超检查已经可以发现比较微小的病灶，同时因为它不具有放射性，因此受众面更广泛，尤其适合妊娠期和哺乳期的女性。虽然在早期乳腺癌的敏感性上，B超检查不如乳腺钼靶检查，但仍然可以作为乳腺体检的常规手段。

一旦发现有乳腺肿块并且经过钼靶或B超检查疑为乳腺癌，那么就要进行乳腺肿块穿刺，以病理学结论为最终结论。一旦确诊乳腺癌，手术治疗是唯一可以将其治愈的办法，术前术后可以辅以放疗、化疗、激素治疗及靶向治疗，以期待取得更好的治疗效果。

由于乳腺癌的病因目前并没有确切定论，因此我们只能从比较广义的角度就乳腺癌的预防来给大家一点儿建议。首先就是要保持良好的生活方式，包括积极参与体育锻炼，合理安排饮食，减少高能量、高脂肪食物的摄入，增加水果蔬菜的摄入以维持体内酸碱度适宜，避免熏、烤类食品，杜绝饮料。其次是要尽量保持良好的心情，不要给自己太大压力，减少精神紧张。再次，对于乳腺增生性疾病以及其他良性病变，要及时予以治疗，同时避免摄入外源性雌激素，哺乳期女性应该尽量采取母乳喂养，这样可以尽可能地保护乳腺，使其处于一个负荷相对小的内环境中。最后就是具有乳腺癌家族史或者长期使用雌激素类药物的高危人群，必须定期筛查，以防患于未然。

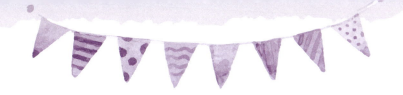

妇科感染靠边儿站

在任何一家综合性医院,妇产科都是比较忙碌的科室。妇科疾病多种多样,包含了感染、肿瘤以及计划生育等多个亚专业。从疾病的严重程度来说,肿瘤无疑是最需要被重视起来的,但如果从疾病的日常发病率来看,最影响我们健康的却恰恰是容易被我们忽视的各种妇科感染。

说起妇科感染,我们其实并不陌生,我们当中的很多人,都有过妇科感染的经历。总有些人觉得像阴道炎之类的疾病属于难以启齿的问题,因此常常是自己买点儿药随便用了事,殊不知这类疾病是最需要正规治疗的,如果治疗不当,不仅会反复发作,对我们的日常生活也会造成严重影响。今天我们就来认识几种我们最容易遇到的妇科感染,并简单说说它们的症状和防治办法。

一、霉菌性阴道炎

霉菌性阴道炎又被称为念珠菌性阴道炎,属于阴道真菌感染,其致病菌是白色念珠菌,属于条件致病菌,也就是说它存在于我们很多人的阴道中,但并不引起任何症状,只有在我们的机体抵抗力下降时,它才会引发阴道炎的症状。霉菌性阴道炎的主要症状是外阴瘙痒,严重时可以让我们坐立难安,同时会伴有非常浓稠的、状似豆渣样或者凝块状的白带。

如果我们发觉自己有这样的症状,不要犹豫,立刻去医院就诊,因为霉菌性阴道炎虽然治疗效果好,却非常容易复发,若不加以重视不仅会反复发作,治疗起来也就会越来越困难。近几年治疗霉菌性阴道炎常用的药物是克霉唑阴道栓,每隔三日用一次,一共用两次即可,阴道栓属于局部用药,在妊娠期使用也是安全的。特别需要说明的是,妊娠期如果有霉菌性阴道炎的症状,一定要加以治疗,否则霉菌感染有可能会影响胎儿的健康。

霉菌性阴道炎是可以预防的。之前我们说过白色念珠菌属于条件致病菌，因此保持良好的身体素质、平时经常锻炼、注意饮食睡眠，是我们首先需要做到的。然后就是注重个人卫生，洗衣服要养成分开洗的习惯，不穿过于紧绷的裤子以保持外阴部的干燥清洁，在公共场合避免使用盆浴或者坐式马桶。当然，经常使用特殊的药水冲洗阴道也是没有必要的，其实我们的阴道本身就有自净能力，阴道内的菌群会使阴道保持适当的酸碱度，过度清洁会破坏阴道的微环境，为各种感染创造机会。另外，滥用抗生素和血糖控制不佳也是霉菌性阴道炎的常见诱因，所以糖尿病患者应该尽量控制血糖，而抗生素的使用则需要严格遵照医嘱。

二、滴虫性阴道炎

滴虫性阴道炎由阴道毛滴虫引起，主要表现为阴道黏膜红肿，伴有泡沫样白带，同时可以有不同程度的外阴瘙痒，经妇科取分泌物镜检能够很快确诊。滴虫性阴道炎的主要治疗手段包括口服药物和局部外用药物。口服药物通常使用甲硝唑，每天口服3次，每个疗程7~10天，而外用药物则应使用1%乳酸或0.5%醋酸溶液冲洗阴道后再使用甲硝唑栓剂，疗程与口服药物一致。妊娠期和哺乳期禁用口服药物。

对于滴虫性阴道炎的预防，与霉菌性阴道炎一样，需要我们注重个人卫生，但不同的是滴虫性阴道炎可以经由性传播，因此在治疗期间是禁止性生活的，同时丈夫也应该到医院检查，一旦发现有滴虫感染，需要同时治疗。

霉菌性阴道炎和滴虫性阴道炎都可以并发细菌性阴道炎，当我们发现白带呈均质面糊状，且有烂鱼腥样恶臭时，就要警惕自己是不是发生了细菌性阴道炎。细菌性阴道炎的治疗与滴虫性阴道炎一致，预防方面主要需要强调的就是增强身体素质、注意个人卫生以及避免滥用抗生素、避免破坏阴道微环境。

三、宫颈人乳头瘤病毒（HPV）感染

除了上述几种阴道炎，近年来妇科感染中发病率越来越高的就是宫颈HPV的感

染。由于高危型HPV感染与宫颈癌的发生直接相关，因此这类感染我们应该更为重视。

高危型HPV感染主要来源于性传播，也有一小部分来源于对感染者衣物、生活用品的接触以及医源性感染，由于其感染后多数患者没有任何症状，因此高危型HPV感染主要依赖于体检发现。一旦确诊，我们就需要进一步进行宫颈刮片（TCT）检查，以明确宫颈是否已经存在上皮内病变。

控制HPV感染以预防为主，最主要的预防手段就是夫妻双方都要有良好的生活方式。目前在国际上已经有针对高危型HPV感染的疫苗，但对于已感染的患者，此疫苗便不再具有预防效果。

身体是我们自己的，我们一定要用心呵护，爱自己才能更好地爱孩子、爱家庭。

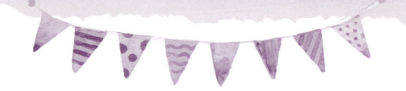

腰酸背痛腿抽筋，我们究竟怎么了

宝宝出生之后，为了能够在月子里恢复体质，也为了能够有充足的乳汁哺育宝宝，家里人会为我们准备各种营养丰富的月子餐，会让我们每天呆在温暖舒适的房间里休息调养，一切家务都不再需要我们分担。可即便如此，出了月子之后，腰酸背痛腿抽筋的问题却仍然没能放过我们，甚至在还没有出月子的时候，就已经找上门来了。这究竟是什么缘故呢？

很多"过来人"都表达了自己的观点。有人认为这毋庸置疑就是"月子病"，虽然产后已经很注意房间的保暖，并且很少接触家务，但当房间需要通风的时候，当自己需要洗漱清洁的时候，难免还是会接触到寒气，一个不小心，就让风寒入侵到了骨骼和关节中。也有人认为这是缺钙的典型表现，广告里不是都说了么，补钙可以解决腰酸背痛腿抽筋的老毛病，那么这不是缺钙又是什么呢？好吧，现在咱们就分别来看看这两种观点。

先说"月子病"，这种观点有科学依据么？答案是：有！

妊娠和分娩对我们的机体来说是极大的消耗，产后我们的体质会比较虚弱，而气血不足易致寒气湿邪入侵，造成气血运行不畅，于是就会出现腰背部酸痛、关节疼痛等表现。之前我们也提到过，产后一怕风寒二怕潮湿，很多人只注重了房间的温度，却没有注意维持房间湿度在50%以下，更有人为了怕受凉，每天给自己穿盖得过于厚实，导致出汗过多浸湿内衣，这些其实都是诱发骨关节疼痛的重大隐患。

那么针对这类病因要怎么预防呢？首先就是需要给自己一个温暖干燥的环境，产后我们应该保持卧室温度在20~25℃之间，湿度在50%以下，同时尽量选择易于接受阳光照射的房间，这样是最利于产后身体恢复的。其次就是要对卧室进行适度通风，以维持卧室内空气的清洁，当然，在通风的时候要注意避开通风口。此外我们必须要警惕的就是，当我们洗漱或者清洗小件衣物的时候，一定要使用温水，特别是刷牙或者洗手的时候是最容易疏忽大意的时候，而牙齿、牙龈和手指关节又恰恰是对寒冷刺激极为敏感的地方，一旦接触到冷水，很容易落下病根。最后我们也要尽量避免劳累，站立过久或者从事家务劳动都容易给关节、韧带和肌腱增加额外负担，久而久之也会出现腰酸背痛腿抽筋的问题。

然后我们再来说"缺钙"，这种观点又是不是有道理呢？答案还是：有！

大家都知道，在妊娠期间特别是孕后期，胎儿要从妈妈体内吸收大量的钙质以维持骨骼的生长发育，而产后母乳又是提供孩子成长所需的钙质，如果我们每天要分泌1000毫升乳汁，那么就需要1200mg左右的钙质来补充消耗，乳汁分泌越多，钙质消耗量越大；也就是说，倘若我们每天钙摄入不足，那么缺钙是显而易见的事情。除此之外，哺乳期体内雌激素水平较低，而泌乳素水平较高，这也在一定程度上影响了骨钙的沉积，容易诱发骨关节疼痛。

针对这类病因又该如何防患呢？很简单，补钙呗。这里简单说说补钙的要点。第一，牛奶是补钙的最佳途径，每250毫升牛奶里大约含有250mg左右的钙，所以我们应该养成每天至少喝250毫升牛奶的习惯。如果对乳糖不耐受，可以用酸奶来替代牛奶。第二，豆类食品和豆制品也是补钙的好选择，每100g豆制品就能提供大约100mg的钙。第三，绿叶蔬菜也可以用来补钙，西蓝花、甘蓝、油菜、芹菜等都是含钙比较丰富的蔬菜，可以每天适量食用；但菠菜、竹笋等含草酸较多的蔬菜容易影响钙的吸收，应该用水焯一下再吃。第四，含有碳酸的饮料也就是我们通常所说的气体饮料，会造成骨钙的流失，所以务必要杜绝。第五，维生素D可以调节体内钙磷的代

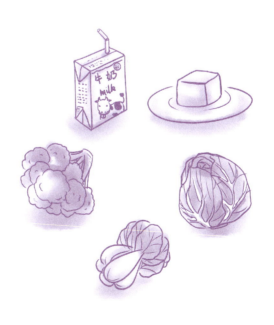

谢，促进钙的吸收与沉积，所以在补钙的同时，应该每天接受适量的阳光照射，以促进维生素D的合成。

以上针对两方面的病因的阐述，希望能有助于大家解决腰酸背痛腿抽筋的大问题。

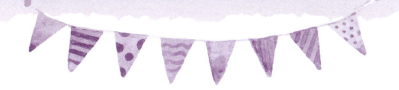

重视产后恶露

对于很多新手妈妈来说,产后的恢复是一项相当艰巨的任务,特别是处在与宝宝的磨合期,平时的生活习惯几乎完全被打乱,这会让我们不自觉地忽视了自己的健康,无形中给我们的身体埋下了隐患。在这些容易被忽视的问题里,我想跟大家着重聊聊产后恶露的事儿,这是我们都需要经历的生理性过程,稍加留意就可以顺利度过,而一旦大意,却也足以酿成大祸。

所谓产后恶露,是指产妇分娩之后,随着子宫蜕膜的脱落,会从阴道排出含有血液和坏死蜕膜的组织。恶露分为血性恶露、浆液性恶露和白色恶露,通常情况下分娩后2~4周即可排净,最长不应该超过6周。当出现恶露持续不净或者恶露伴有异味及其他症状时,我们就要十分警惕了。

一般来说,恶露不净主要由三种原因造成:产后宫缩不良、胎盘或胎膜等组织物残留以及产后宫腔感染。随着医疗水平的日益提高,组织物残留的情况已经极其少见,宫腔感染和宫缩不良是导致恶露不净的最常见因素,特别是产后宫腔感染,除了会造成恶露不净之外,还可以导致恶露带有异常臭味,并伴有腹痛、发热等症状。

那么一旦出现了上述症状,我们该如何处理呢?这里就必须要强调一句了:千万别因为害怕麻烦而自行服药或是涂抹外用药,一定要尽快去医院做个详细的检查,明确病因,配合治疗。为什么一定要强调这个?因为这是有前车之鉴的。恶露不净轻则可以引起发烧、腹痛等身体不适,进而影响哺乳,重则可以引起剖宫产切口感染、全身感染甚至晚期产后出血,如果治疗不及时,会严重危害我们的健康,甚至造成更加难以挽回的后果。换个角度来看,这其实也是在提醒我们,除了正规检查和治疗之外,预防恶露不净同样重要。

所以接下来我们重点说说预防恶露不净的注意事项。

首先是预防宫腔感染。我们在进行产前检查的时候,不少准妈妈都会查出霉菌性阴道炎或者细菌性阴道炎，产前若发现阴道炎，一定要积极治疗，否则不但容易在分娩时感染到宝宝，更会为产后宫腔感染带来隐患。除此之外，月子里也要重视清洁卫生，特别是宝宝出生后的最初几周，由于恶露中含有血液和脱落蜕膜组织，如果我们不注意清洁，非常容易造成细菌感染，继而诱发宫腔感染，因此建议大家在月子里也要勤清洗，保持阴道清洁，从根本上杜绝感染的发生。这里需要提醒一句，月子里是不能洗盆浴的，否则脏水一旦进入阴道，反而更容易引起上行感染。同理，恶露未净之前也要尽量避免性生活，以降低感染的发生概率。

其次是预防宫缩不良。宫缩不良即产后宫缩乏力、子宫复旧不良，通常是由多种因素综合造成的，包括产妇的精神因素、体质因素、子宫先天发育因素以及内分泌因素等，这其中我们可以控制的是体质因素和内分泌因素。一般来说，妊娠期的各种慢性疾病，诸如妊娠高血压、妊娠糖尿病、贫血以及肥胖、营养不良等均可能导致宫缩乏力，所以我们的预防应该从妊娠期开始，注意饮食的均衡合理，适当运动，按时产检，以保证身体健康。此外，坚持母乳喂养不仅对宝宝益处多多，也能够刺激子宫收缩，从而促进恶露的排出，因此无论从宝宝的角度出发，还是从我们自身健康的角度，我们都要努力坚持母乳喂养。

最后还要再啰唆一次，宝宝不是我们忽视自己的理由，相反，正因为有了宝宝，我们才要更加爱惜自己，所以对于身体发出的每一次警告，我们都必须要重视，爱自己，从点滴做起。

Chapter 3

美味小零食，让宝宝吃出好体质

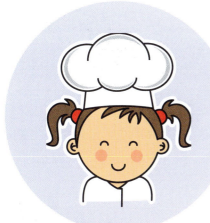

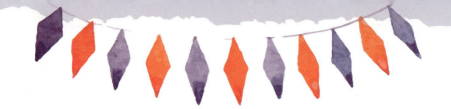

冻酸奶芝士蛋糕，夏日补钙之首选

　　进入夏天，很多妈妈会对烹制西点产生抵触。确实，被大烤箱烤着不说，还要忍受打发蛋白的辛苦，换了是谁，心里头都会打颤的。那么夏天就无法享受到乳酪蛋糕的芬芳了么？当然不是！乳酪蛋糕的方子何其多，适合炎炎夏日的，又何止一种。所以现在，我就选择一种既简单又非常适合宝宝食用的款式来给大家介绍一下，那就是冻酸奶芝士蛋糕，希望妈妈们喜欢。

　　附上成品图一张，说实话，有没有被诱惑到？我先表态了，首先，我就被它非常非常Q弹的质地给成功地俘虏了。它跟一般的芝士蛋糕不同，这款冻芝士拥有着奶油果冻一般的口感，但同时又保留了芝士的香醇，因此用"浓而不腻"这个词可以完美地诠释它给人的第一印象。其次，喜欢夏日冰饮的妈妈和宝宝可以细细感受一下，那冰冰凉凉的感觉侵袭着口腔，绝对清新舒爽。再次，它不需要烘烤哦，相信就这一点，就能够赢得无数懒妈妈的心，想想看，只需要将制作好的蛋糕糊往冰箱里一放，既不用调整火候，又无需操心时间，这么好的事儿，简直是可遇不可求嘛。所以，别犹豫了，心动不如行动，咱们这就开工。

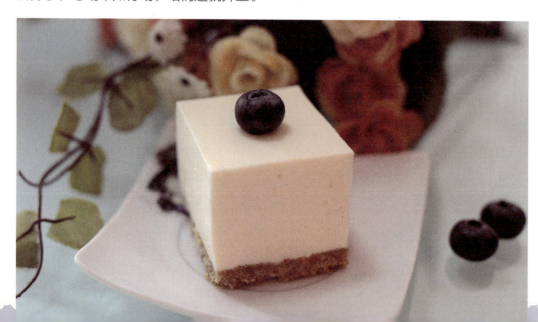

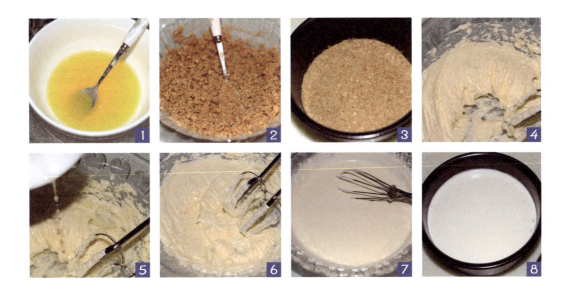

配料 消化饼干100g，黄油50g，奶油奶酪（即奶油芝士）200g，细砂糖35g，柠檬汁15g，朗姆酒1小勺，原味酸奶180g，纯牛奶40g，动物性淡奶油120g，吉利丁片10g。

步骤一

　　黄油隔水加热，使之融化成为液态（图1）；消化饼干盛放于保鲜袋中，用手揉搓或者用擀面杖擀成碎屑状，然后倒入大碗里；将黄油和饼干屑混合均匀（图2），倒入6寸圆模中，用小勺或者任意工具压实（图3），之后将圆模置于冰箱冷藏室备用；

步骤二

　　制作饼底的同时，将奶油奶酪置于室温下软化，待彻底软化之后，加入细砂糖，用电动打蛋器搅打至均匀顺滑无颗粒（图4）；

步骤三

　　在搅打好的奶油奶酪中加入柠檬汁和朗姆酒，搅拌均匀（图5）。然后加入原味酸奶，继续搅拌均匀（图6），成为芝士蛋糕糊；

步骤四

　　吉利丁片泡在水中软化，同时将纯牛奶和动物性淡奶油混合于碗中，用微波炉或者热水浴加热，当加热至不烫手的程度，即可将吉利丁片沥干水分放入加热好的混合液中，搅拌使之充分融化；

步骤五

将上述混合液分三次倒入芝士蛋糕糊中，边倒边搅拌均匀（图7）；

步骤六

最后将上述完全混合好的蛋糕糊倒进装有消化饼干饼底的圆模中，轻震几下将大气泡震出（图8），置于冰箱冷藏室（注意是冷藏！不是冷冻！）4个小时以上，芝士蛋糕糊即可凝固，脱模切块食用即可。

> **TIPS**
>
> 1. 消化饼干要擀得尽量碎，越碎效果越好；
> 2. 奶油奶酪可以水浴软化，能够节省不少时间；
> 3. 柠檬汁和朗姆酒的量可以依口味稍微增减。如果没有朗姆酒，用白葡萄酒代替也可以；若宝宝年纪很小，则可以完全省略；
> 4. 倒入原味酸奶之后，用手动打蛋器搅拌就可以了，如果使用自动打蛋器应该选择比较低的档位，否则蛋糕糊中容易产生大量气泡，倒入吉利丁奶油混合液时也是如此；
> 5. 此蛋糕的制作模具为6寸防粘活底圆模，若使用8寸圆模，所有材料的用量需要为配方中的两倍量，强力推荐使用活底蛋糕模，因为冻芝士比较脆弱，若使用固底模具，脱模时候会非常困难；
> 6. 因为这款蛋糕不需要烘烤，所以我省略了原始配方中的蛋黄。而且因为是给小朋友们吃的，加入生蛋黄的配方不妥；此外，配方中的黄油可以用等量玉米油代替，动物性淡奶油也可以直接用纯牛奶等量代替，基本不影响口感。

怎么样？还算是比较容易吧？配料看似多一些，但实际上大多只是单纯的加入，无需打发之类，所以应该说这款蛋糕还是比较适合初学妈妈们哦！特别是它省去了烘烤的时间，也省去了调整火候的烦恼，这对于我们来说，是既省时又省心的事情，对不对？动手试试看吧，邂逅夏日里的清新，就是如此简单。

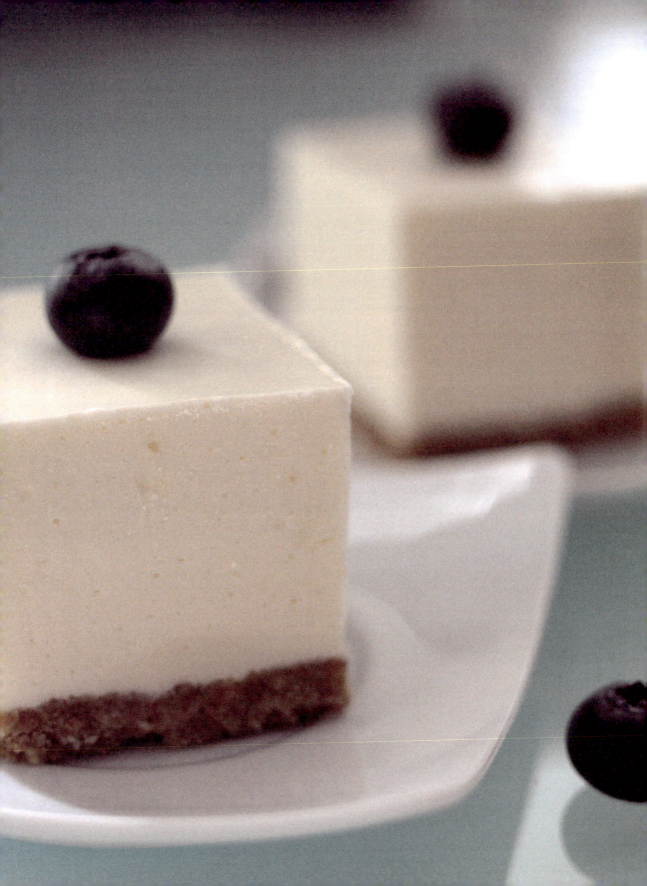

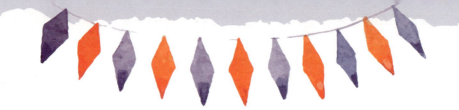

大理石纹芝士，补钙好选择

对于成长中的孩子们来说，从饮食中保证钙、铁、锌等微量元素的摄入，是最简单有效同时也是最安全的做法。我们都知道，饮食补钙首推各类奶制品，但偏偏有些宝宝天生对奶制品抵触，不是过敏，就是口味不合，这让妈妈们很是头疼。图图也曾有过一段时间突然不喜欢喝牛奶了，对平时恨不得一天两杯的酸奶也一下子失去兴趣。我想了想，决定给他用奶酪代替试试，也许是因为小孩子都对新奇的事物感兴趣，我这一招居然收到了相当好的效果。

这里就简单为妈妈们介绍一种奶酪蛋糕的做法，是君之的方子，我稍作了一些改动，更适合宝宝的胃口，有兴趣的妈妈可以一起来施展拳脚哦。

先上成品图一张，因为没有用6寸活底不粘模，外加没有脱模器，所以看上去比外面买的蛋糕稍显毛糙。不过，不止图图，全家人都试吃过，都表示非常喜欢。这款奶酪蛋糕，实际上是介于重乳酪和轻乳酪之间的一款蛋糕，所以拥有着兼容并蓄的口感，重乳酪的醇厚，轻乳酪的绵柔，融合在一处，便是恰到好处的细腻可口。做法还算简单，我们慢慢聊。

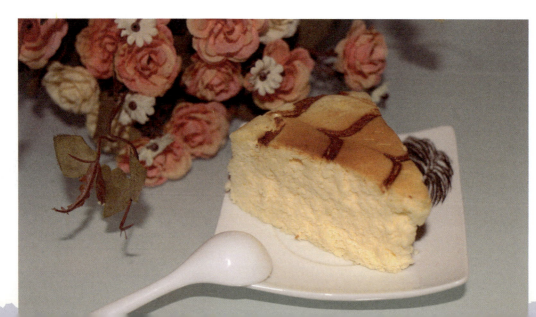

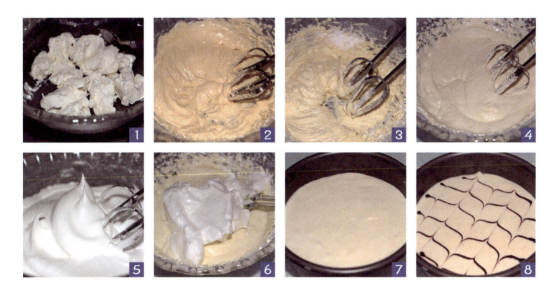

配料 奶油奶酪200g，动物性淡奶油100g，细砂糖50g，鸡蛋2枚，低筋面粉25g，巧克力酱15g。

步骤一

分离蛋清和蛋黄备用，盛放蛋清的容器要无油无水；

步骤二

奶油奶酪隔水加热软化（若是夏天可以室温软化），然后加入蛋黄和20g细砂糖，用打蛋器搅打至顺滑无颗粒（图1、图2）；

步骤三

加入过筛后的低筋面粉，继续搅打均匀（图3）；

步骤四

加入动物性淡奶油，用打蛋器搅打均匀（图4），注意淡奶油需要一点一点地加入，一边加入一边用打蛋器搅打，这样才能使得淡奶油和奶油奶酪充分混合均匀；

步骤五

打蛋器洗净擦干水分，将蛋清打至湿性发泡（分三次加入细砂糖共30g，具体方法参见戚风蛋糕的制作，如果是电动打蛋器，也可以将细砂糖一次性加入，待蛋白可以拉出弯弯的尖角就可以了（图5）；

步骤六

将打发好的蛋清倒进奶酪糊中，用橡

皮刮刀迅速翻拌，注意一定要从底部向上翻拌，而不要画圈搅拌，以免蛋白消泡（图6）；

步骤七

将翻拌均匀的奶酪糊倒进6寸圆模中，抹平表面（图7）。如果是普通模具，需要在模具内抹一层黄油防粘；将巧克力酱置于裱花袋中，在裱花袋的尖端剪出小口，然后在奶酪糊表面挤出平行的巧克力线条，挤好之后，用牙签在奶酪糊表面垂直于巧克力线条，向上画一次，向下画一次，即可产生大理石花纹（图8）；

步骤八

烤箱160度预热5分钟，在深烤盘中加入热水，将蛋糕模置入水中，水面高度约2cm即可。如果是活底蛋糕模，还需要在置入水中之前用两层锡纸将蛋糕模包裹严密，以防止水进入蛋糕模中。将烤盘放进预热好的烤箱内，中层上下火，60分钟左右，蛋糕表面金黄即可出炉；

步骤九

出炉后的蛋糕室温冷却，然后放进冰箱冷藏（注意是冷藏，不是冷冻！）4个小时左右，脱模切块，即可食用。

TIPS

1. 盛放蛋清的容器要无油无水无蛋黄，否则蛋清无法打发；
2. 奶油奶酪需要软化充分才可以搅打至顺滑无颗粒，推荐隔水加热软化。搅打之前可以先用筷子适当搅拌一下，避免搅打时飞溅；
3. 蛋清打发到湿性发泡即可，或者距离湿性发泡差一些程度也可以，一旦打发过度，就不容易和奶酪糊混匀了；混合的时候要避免画圈搅拌，以免蛋清消泡；
4. 若家中没有巧克力酱，也可以用黑巧克力10g加淡奶油5g置入裱花袋，然后在热水里稍微浸泡，使黑巧克力融化成为液态代替。大理石花纹的制作很简单，只要用牙签画线的时候动作迅速干脆，就可以画出漂亮的纹路，这样制作大理石花纹，也同样适用于重乳酪蛋糕和轻乳酪蛋糕；
5. 芝士蛋糕刚出炉的时候比较脆弱，需要冷藏之后才可以脱模，这样效果比较好。特别需要注意的是，冷却蛋糕的时候千万不要倒扣，否则绝对悲剧。

怎么样？为了宝宝的健康饮食，妈妈们学起来吧，这款乳酪蛋糕不止适合宝宝，也是适合老年人的补钙之选，我们深爱的家人，都值得拥有！

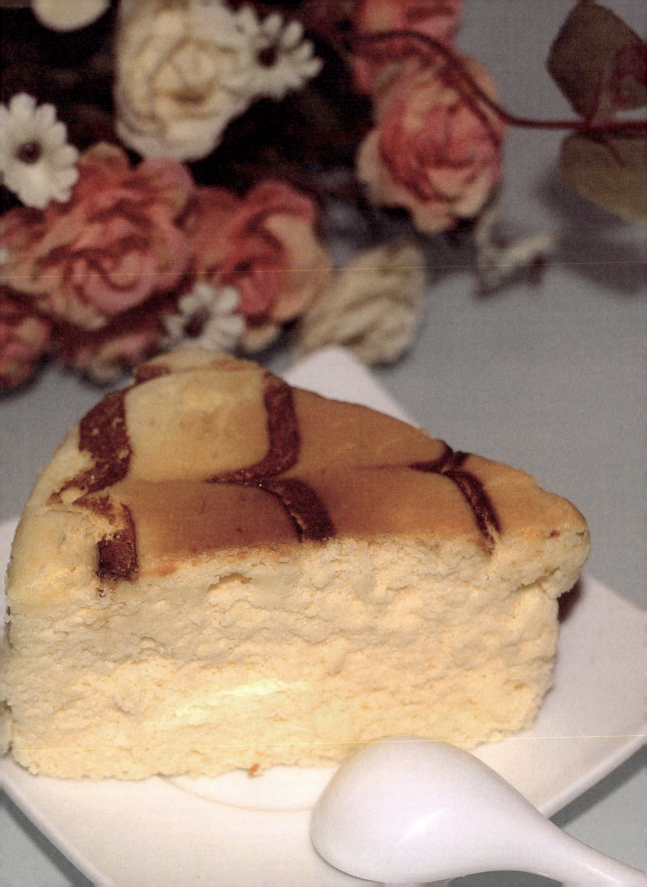

蛋白霜饼干,郊游好伴侣

熬过了忙忙碌碌的一周,最美好的周末应该是什么样子的呢?对于我来说,无疑是带上孩子到郊外去兜风。那对于孩子来说呢?大约只比我多一个念想,那就是兜风的时候,有美食相伴。既然如此,总不好让孩子失望吧,所以这里就给妈妈们推荐一款超级简单的小饼干,让我们在周末给自己和孩子谋点儿福利。

说实话这个小零食不止配料简单,步骤简单,就连吃到嘴里的感觉,都简单到不行。举个例子来说,就相当于一群浓妆艳抹的贵妇中突然杀出来的一个小清新。怎么样?赶紧跟我一起试试看吧,保准不会让你失望哦。

成品图如下,家里没有特别合适的裱花嘴,所以这花型看上去磕碜了点儿,颜色上面呢,进步的空间还是很大的,因为我只用了奶粉和抹茶粉,所以也就只有乳白和灰绿这两个色彩,若是加上草莓粉、可可粉、蓝莓粉,就足够捯饬出来一座"小花园"了。下面就是具体步骤了,睁大眼睛看哦,步骤特别短。

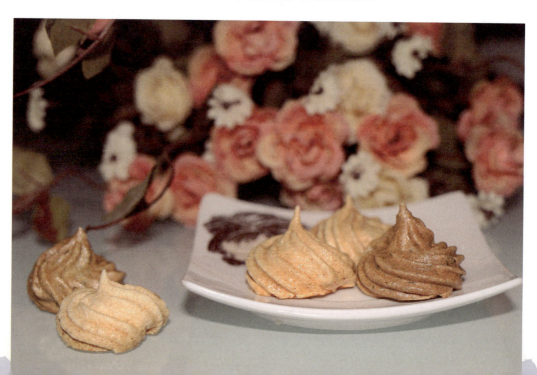

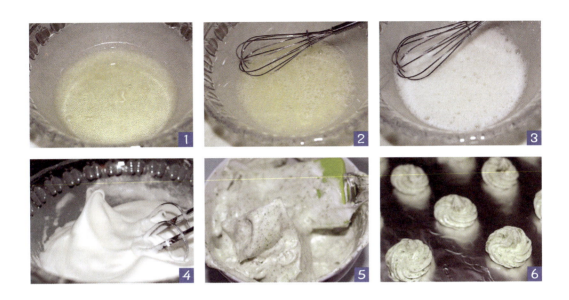

配料 蛋白40g（约2枚鸡蛋的蛋白量），细砂糖30g，抹茶粉5g，奶粉5g。

步骤一

先用打蛋器将蛋白打至鱼眼泡（图1），然后加入10g细砂糖继续搅打，当蛋白打至比较浓稠的粗泡沫时（图2），再加10g细砂糖搅打，直到蛋白表面出现明显纹路（图3），此时，加入最后10g细砂糖继续搅打，当提起打蛋器可以在蛋白表面拉出短小的直角时（图4），表示蛋白已经打至干性发泡，此时停止搅打；

步骤二

将打好的蛋白分成两份，其中一份倒入抹茶粉，用橡皮刮刀迅速进行上下翻拌，翻拌均匀即可（图5）；另一份倒入奶粉，以同样手法翻拌均匀；

步骤三

裱花袋前端剪口，将裱花嘴置入，之后将翻拌好的饼干糊盛进裱花袋中，在铺好锡纸的烤盘内挤出花型即可（图6）；

步骤四

烤箱120度预热，然后将烤盘置入，中层上下火40分钟出炉。

TIPS

1. 分离蛋白时一定要使用无油无水的容器，同时蛋白中切不可掺入蛋黄，否则蛋白将无法打发；蛋白需要打至干性发泡，否则会影响口感和饼干的美观；
2. 倒入粉类之后要上下翻拌，不可画圈搅拌，以免蛋白消泡；
3. 若添加草莓粉和蓝莓粉等含有甜味的粉类，细砂糖需要适当减量，否则口感会偏甜；加入抹茶粉和可可粉时一定不可以过多，否则饼干口感会发苦；
4. 饼干冷却之后食用入口即化，最适合宝宝们哦。

我没说谎吧？是不是超级简单呢？剩下来的蛋黄也不是没有用武之地，黄金椰丝球什么的，就不多不少刚好也是两个蛋黄的量，等待饼干出炉的40分钟时间干什么？不是恰恰就可以再做一份椰丝球，留给自己享用么？不用夸我聪明，吃货的心思你们不懂的。

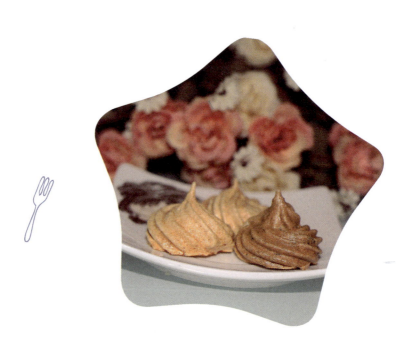

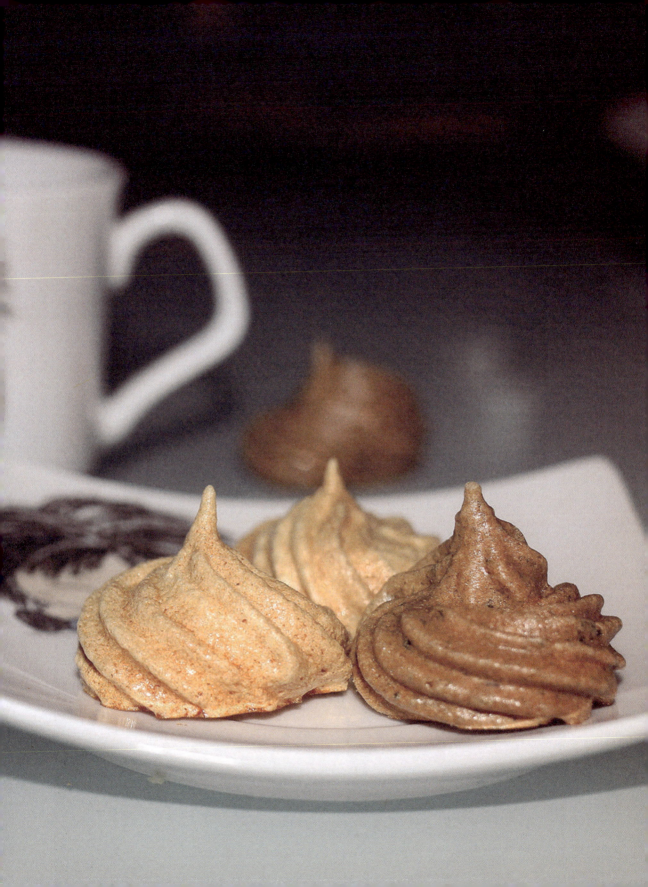

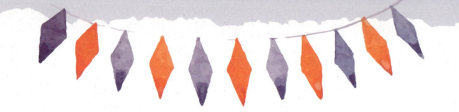

戚风，送给孩子的礼物

早在我决定开始学习烘焙的时候，我的终极目标就是可以亲手制作生日蛋糕送给我的宝贝，后来我发现，不止是孩子，就连家中的老人们也对蛋糕胚爱不释口。所谓蛋糕胚，最经典的首推戚风了，说是未成品的蛋糕胚子，其实不裱奶油花直接吃更是一种健康而美味的享受。

很多尝试过烘焙的妈妈都觉得戚风诚如它的名字那般，可以把人"气疯"，我也不能否认这一点，不过为了家人和孩子，努力学起来还是值得的，何况顶多三四次之后，失败也就主动给成功让路啦。

经典戚风，一起来看看。

蛋糕脱模后，自己忍不住先尝了一小块，味道和平时蛋糕店里买的不相上下，至于细腻程度，估计多多少少会有不足，但不管怎么说，远远不到把厨娘气疯的程度。做起来略有些复杂，然而想想看，给孩子吃自己动手制作的蛋糕，既营养又安全无添加，绝对是物超所值了。

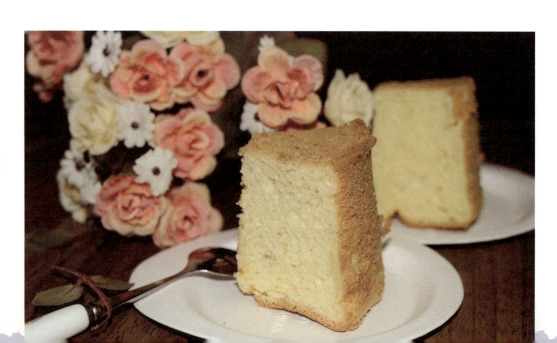

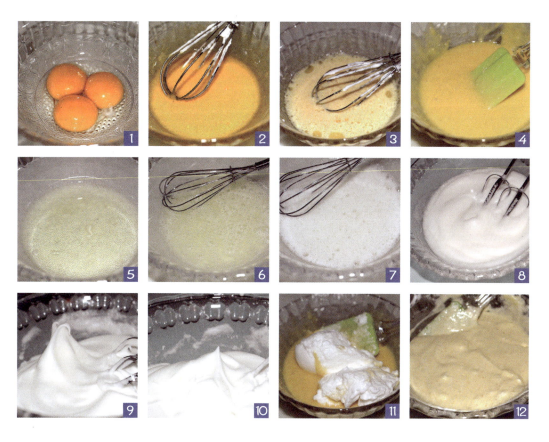

配料 鸡蛋3枚（去壳后每一枚约50g），细砂糖45g，淡牛奶24g，玉米油24g，低筋面粉50g。

步骤一

蛋黄和蛋白分离（图1），分离时，要保证盛放蛋白的容器无油无水，且不可将蛋黄戳破，否则均会影响蛋白打发；面粉过筛；

步骤二

以下步骤均以6寸圆模为例，蛋黄中加入细砂糖15g，用打蛋器轻轻打散，但是不要打发，否则容易产生大的气泡，使得蛋糕不够细腻（图2）；

步骤三

打散的蛋黄中依次加入24g玉米油和24g牛奶，搅拌均匀（图3、图4）；

步骤四

将过筛后的面粉倒入蛋黄液中，用橡皮刮刀翻拌均匀，注意尽量使面粉完全散开，不要有过多的粗颗粒存在，同时也不要过度搅拌，以免面粉起筋（图5）；蛋黄糊制作完成；

步骤五

用打蛋器搅打蛋白，出现鱼眼状泡沫时（图6），加入10g细砂糖，继续搅打，当蛋白开始变得浓稠，出现较为粗糙的泡沫时（图7），再加入10g细砂糖，继续搅打，当蛋白表面出现纹路的时候（图8），加入最后10g细砂糖，继续搅打；

步骤六

当提起打蛋器，蛋白表面能够拉出弯曲的尖角的时候（图9），表示蛋白已经打发至湿性发泡的程度，此时需要继续搅打；当提起打蛋器，蛋白表面可以拉出短小直立的尖角时（图10），表示蛋白已经打发至干性发泡的程度，此时，停止搅打；

步骤七

将打发的蛋白盛1/3入制作好的蛋黄糊中（图11），用橡皮刮刀轻轻翻拌均匀，注意要从底部向上翻拌，不可画圈，以免蛋白消泡；

步骤八

将翻拌好的蛋黄糊全部倒进盛放蛋白的容器中，继续以上述手法翻拌均匀，直到蛋黄糊和蛋白完全混合均匀，成为浓稠的浅黄色蛋糕糊（图12），至此，大功即将告成；

步骤九

将混合好的蛋糕糊倒入模具，表面抹平，用手端住模具在桌上大力震荡几下，把蛋糕糊内部的大气泡震出来；烤箱160度预热5分钟之后，模具入烤箱中下层，上下火烘烤50分钟即可；

步骤十

出炉后将模具倒扣冷却，然后脱模，切块食用。

1. 一般来说，6寸圆模的材料用量为8寸圆模的3/5，大家可以自行换算；
2. 盛放蛋白的容器一定要保证无油无水无蛋黄液，否则蛋白肯定无法打发；
3. 玉米油不能用橄榄油或者花生油代替，否则影响蛋糕味道；
4. 如果制作戚风卷，蛋白只需要打发到湿性发泡即可；蛋白和蛋黄糊混合时，一定要上下翻拌，绝不可画圈搅拌，否则蛋白消泡后蛋糕将无法蓬发；
5. 模具不可以使用防粘模具，也不可以涂油，否则蛋糕会无法长高；
6. 烘烤时模具要放在烤箱中下层，以免蛋糕蓬发后顶部被加热管烤煳。

好了，说复杂其实也不算很难接受，对不对？只要熟练掌握了蛋白的打发方法，不止是这款经典戚风，以后做很多蛋糕都可以游刃有余。就我的经验来看，蛋糕和饼干都是我们根本无法杜绝孩子接触到的零食，既然是这样，那就拿出耐心自己动手吧，让孩子既享受到美味又没有高热量饮食的后顾之忧，就从今天开始！

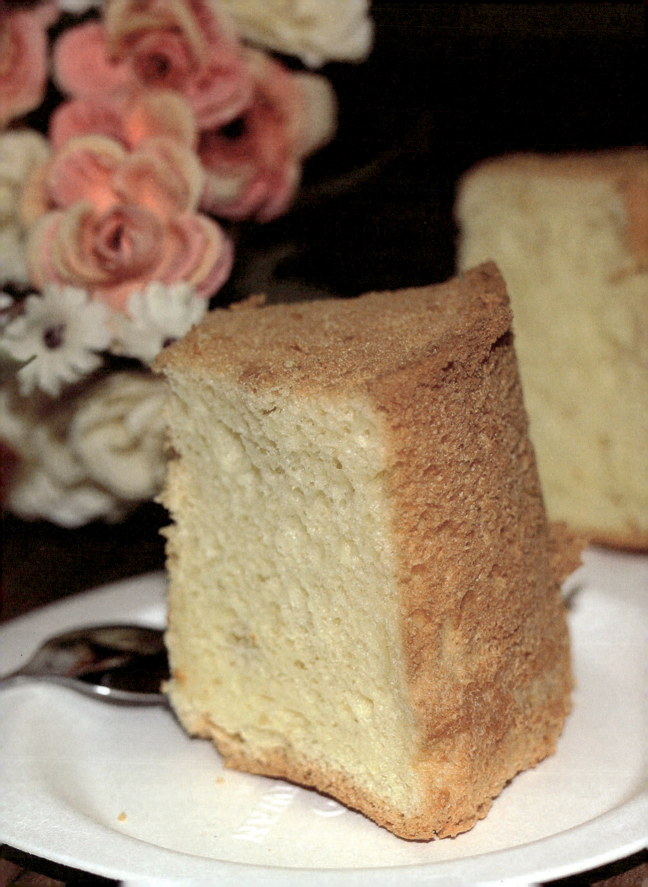

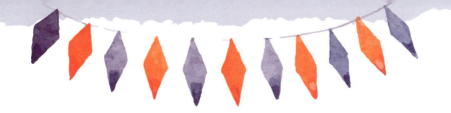

家常零食，牛奶小饼干

　　同事总跟我开玩笑说，但凡胖人一定有他胖的道理，其实这句话是真理，就比如图图小的时候，既喜欢吃又常常犯懒不爱运动，这种生活模式，不胖才怪。某次他坐在沙发上玩小汽车，我给他洗好草莓放在茶几上，自己去厨房干活，隐隐的就听他嘴里一直嘟嘟囔囔地念叨"妈妈我想吃草莓"，我寻思着，这孩子是不是没看见我把草莓放在茶几上了啊？刚想要开口提醒，就听他突然放大了音量，颇有些不耐烦地抬起头冲我喊道："图图想吃草莓，妈妈给端过来！"好家伙，敢情不是没看见，是嫌妈妈没服务到家，我可真是无语了。

　　当然，对于孩子的胖，更大程度的原因必然是来自于饮食的，现在市面上号称专为儿童准备的零食简直叫人眼花缭乱，拽过来看看，几乎每一份都是不可避免的高热量，这么吃下去，莫说肥胖，将来还会有越来越多的健康问题找上门来，所以作为家长，我们有义务帮孩子们防患于未然。可有些家长的担忧也是不无道理的：如果孩子从未接触过零食，他们就会对零食产生天然的好奇，那么总有一天，我们将无法控制他们！好吧，既然如此，那就让他们吃好了，只不过这零食，要来源于我们自家的厨房里。

　　很简单的一款牛奶饼干推荐给大家，赶紧来看看是不是你也心仪吧。

　　成品图奉上，说实话，好久不见颜色如此素雅的小甜点了，是不是？它们还在烤箱里的时候，满眼的乳白色就让人惊喜万分，看惯了咖啡巧克力和抹茶的五颜六色，偶尔邂逅这般小清新，仿佛周遭的空气，都瞬间清透了许多。

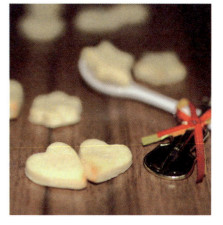

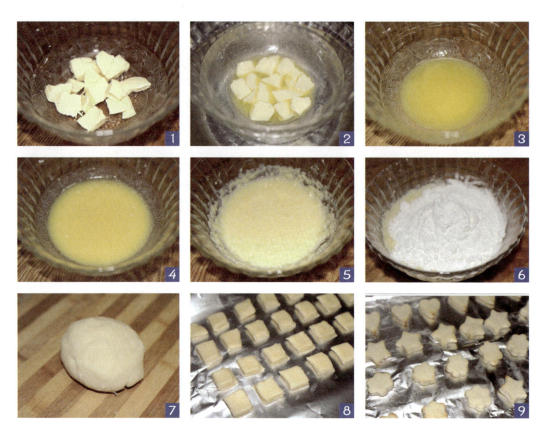

配料 黄油35g（可以用等量玉米油代替），全蛋液15g，牛奶40g，糖粉25g，奶粉15g，低筋面粉145g。

步骤一

黄油切成小块，热水浴中使之完全融化呈液态（图1、图2）；

步骤二

黄油中加入打散的蛋液，再加入牛奶，搅拌均匀（图3、图4）；

步骤三

在上述混合液中加入糖粉和奶粉，搅拌均匀（图5）；

步骤四

倒入低筋面粉（图6），用手揉成一个光滑的面团（图7），然后将面团擀成一张厚度为0.3cm的面饼，用刀切成1.5cm

见方的小块，再将小块均匀码进铺了锡纸的烤盘中（图8）；若想要各种造型，也可以用饼干模进行切割（图9）；

步骤五

烤箱150度预热5分钟，将烤盘置入，中层，上下火，10分钟即可；注意观察饼干表面，以控制火候，避免将饼干烤煳；饼干凉凉后，密封保存。

TIPS

1. 揉面团的时候，可以根据面团的软硬度适当增减低筋面粉的用量，个人体会目前这个方子里面各种材料的配比刚好合适，可以揉出光滑的面团；
2. 面团不要揉很久，以免影响饼干口感；
3. 烤箱的火候及烘焙时间需要根据自家烤箱来灵活处理，一般来说，饼干边缘稍微变色的时候，就可以停止烘烤了，以免将饼干烤煳；
4. 饼干极易受潮变软，需要密封保存。

怎么样？是不是高性价比的一款零食？我一直都认为，在家制作饼干，主要就是为了能让孩子吃得尽量健康，和外面相比，我们可以适当减少糖和油的用量，同时杜绝各种香味剂和添加剂，虽然不可避免地要牺牲一部分口感，但是对于孩子们来说，习惯了就是最好的。

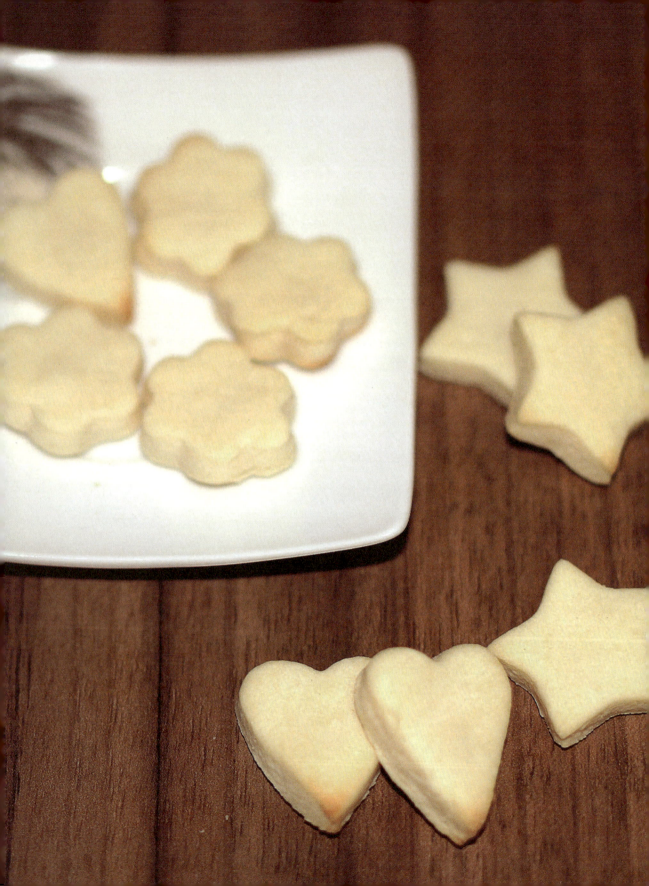

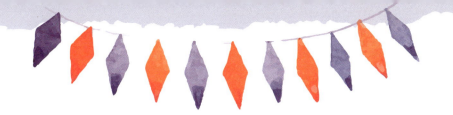

蜂蜜蛋糕，简约的经典

如果我问你有没有一款蛋糕，是能够让你回忆起儿时岁月的，你会告诉我什么？或许并不是每个人的童年都有蛋糕相伴，但有蛋糕相伴的童年，就一定有这款蜂蜜蛋糕的味道，我说得对不对？还记得小时候，总喜欢在奶奶刚买回蛋糕的时候，抢一块迫不及待塞到嘴里，奶奶虽呵斥着我，脸上却带着宠溺的笑容，如今奶奶年纪大了，享受着四世同堂的幸福，可当年这让人欲罢不能的美味，却渐渐难觅踪影。

还是那句话，自己动手丰衣足食！既然找不到正宗的，咱们就学起来，蜂蜜蛋糕，送给我的奶奶，送给我的孩子，也送给那一段老时光。

成品图奉上，因为模具的缘故，蛋糕显得略薄，但是自我感觉发得还不错，比较蓬松。至于口感嘛，和记忆中的蜂蜜蛋糕真的不相上下，推荐一试，无论老人还是孩子，一定都会喜欢。

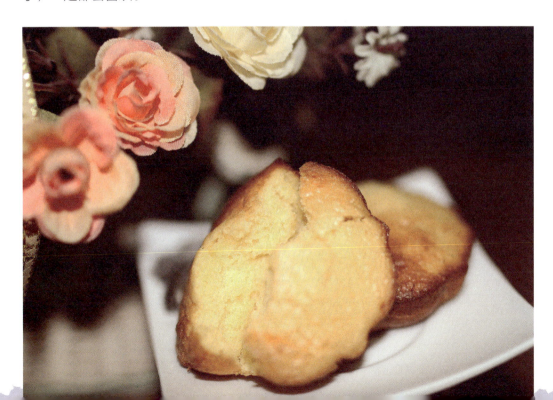

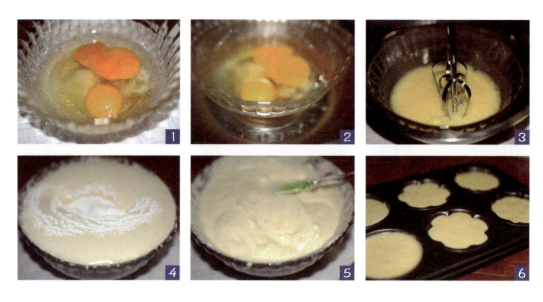

 低筋面粉80g,鸡蛋100g(约为两只全蛋),蜂蜜40g,细砂糖25g,色拉油30毫升(推荐使用玉米胚芽油,没有特殊味道)。

步骤一

将细砂糖、蜂蜜倒入大碗,将两只鸡蛋打入(图1);

步骤二

小锅里倒入40℃左右热水,把盛鸡蛋的大碗置入(图2);

步骤三

先用电动打蛋器低速将鸡蛋打成细腻乳沫状(图3),然后换为高速,将鸡蛋完全打发,当鸡蛋被打到浓稠状态,提起打蛋器的时候,滴落的蛋糕可以在蛋糕表面形成花纹并且维持长时间不会消失,同时打蛋器头上保持约2cm的蛋糊不会滴落,就表示鸡蛋打发好了;

步骤四

在打发好的蛋糕里筛入一半的低筋面粉(图4),用橡皮刮刀从底部向上翻拌,将面粉和蛋糕混合均匀(图5);然后再筛入另一半低筋面粉,用同样的方式混匀;注意翻拌的时候一定是从底部向上,避免打圈搅拌,以免打发好的鸡蛋消泡,影响蛋糕蓬松;

步骤五

在拌好的蛋糕里倒入色拉油,同样采取上述方式翻拌均匀,形成蛋糕糊;

步骤六

将蛋糕糊倒入模具，约2/3的高度（图6）；

步骤七

烤箱150度预热，将模具置于中层，上下火，10分钟之后表面呈金黄色即可（此处应根据模具大小和烤箱的实际情况进行调整，避免将蛋糕烤糊）。

TIPS

1. 全蛋打发比较困难，推荐使用电动打蛋器；此外，全蛋在40℃左右的温水中相对容易打发，但要注意温度不能过高，否则反而会影响鸡蛋的打发效果和鸡蛋泡沫的稳定性；
2. 色拉油尽量使用玉米油或者无味的植物油，茶油、花生油、橄榄油等味道特殊的油会影响蛋糕的口感；
3. 蛋糊和面粉混合之后，千万不能打圈搅拌，否则蛋糕无法膨胀；倒入模具时，不能超过模具高度的2/3，否则蛋糕糊膨胀之后会溢出模具。

总体来说，这款蛋糕的制作难度与戚风应该是旗鼓相当的，除了全蛋的打发过程略显艰辛外，其余步骤还算大众化。最关键的是，这款蛋糕的味道，真的很像记忆中的那款蜂蜜蛋糕，吃到嘴里既不细腻，也不惊艳，可就是能给人一种舒心的感觉。适合老人，也适合孩子的美味，加油吧！

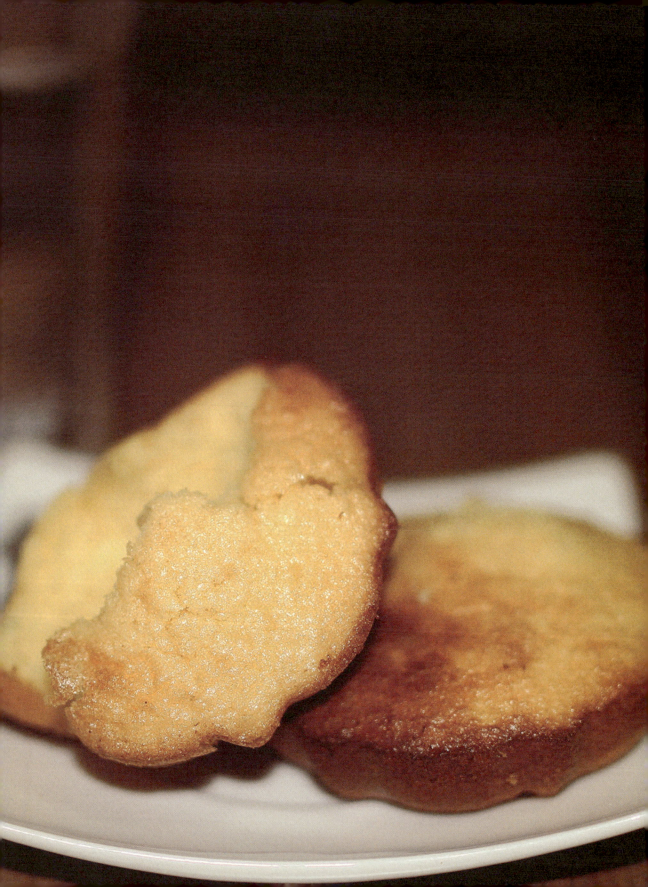

猪肝蛋羹，宝宝补铁首选

很多爸爸妈妈都曾经被宝宝缺铁的问题所困扰过，我自己也不例外，图图小朋友在某次体检中血清铁蛋白稍微低了那么一点点，结果我们被告知该注意孩子的饮食了，以免发展成为缺铁性贫血。确实，血清铁蛋白偏低是缺铁性贫血的前期信号，在这个阶段，我们没有必要特意给孩子进行治疗，但饮食调理是一定要跟上的，在之前关于营养不良性贫血的章节中，我已经着重跟大家分享过饮食补铁的经验了，这里就简单介绍一款适合一周岁以上宝宝的补铁美食——猪肝蛋羹。

成品图如下，一看就透着两个字——简单！无论是配料还是做法，都非常非常接地气儿，所以这也算是我要隆重推荐给大家的了。猪肝是公认的补铁佳品，蛋黄也是含铁量较高的食材，二者搭配起来，不仅适合给宝宝食用，也适合其他一切需要补铁的人群。

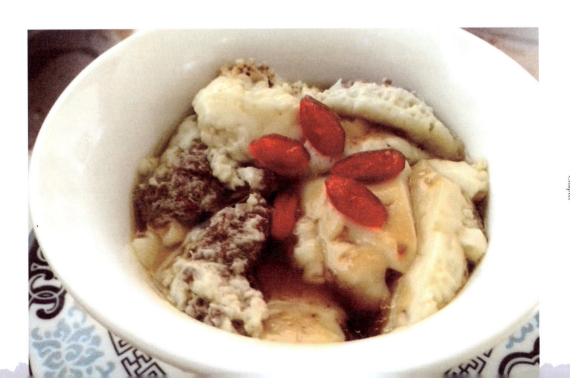

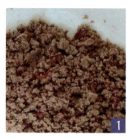 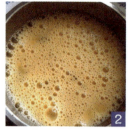 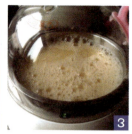

 配料 新鲜猪肝30g，鸡蛋1枚，料酒、生抽、香油少许，葱、姜、花椒各适量。

步骤一

新鲜猪肝入冷水，加入少许料酒、姜片、葱段、花椒煮至八成熟，捞出自然凉凉，以小勺撵成碎末（图1）；

步骤二

全蛋打散，加凉开水30毫升打匀，倒入猪肝末（图2）；

步骤三

加入猪肝末的蛋液继续打匀后，置入蒸蛋器或蒸锅中，约10分钟出锅（图3）；

步骤四

淋入少许生抽、香油即可。

> **TIPS**
> 1. 煮新鲜猪肝时加入少许料酒可以去除腥味；
> 2. 因为出锅后要淋入少许生抽，所以煮猪肝时无需添加食盐；
> 3. 全蛋打匀时加凉开水可以使蛋羹口感更为鲜嫩；
> 4. 猪肝可以用鸡肝或鸭肝替代。

一般的奶制品无法为宝宝提供足够的铁，所以6个月到2周岁的宝宝最容易发生缺铁性贫血，我建议大家不要等到宝宝出现症状或者血常规出现异常才开始着手想办法，平时就在饮食方面多加注意，很多问题是完全可以避免的。

另外，维生素C具有促进铁吸收的作用，因此我们还应该注意宝宝饮食的均衡，每天给宝宝摄入橙子、猕猴桃等富含维生素C的水果以及足量的绿叶蔬菜，对于宝宝的健康成长是十分必要的。

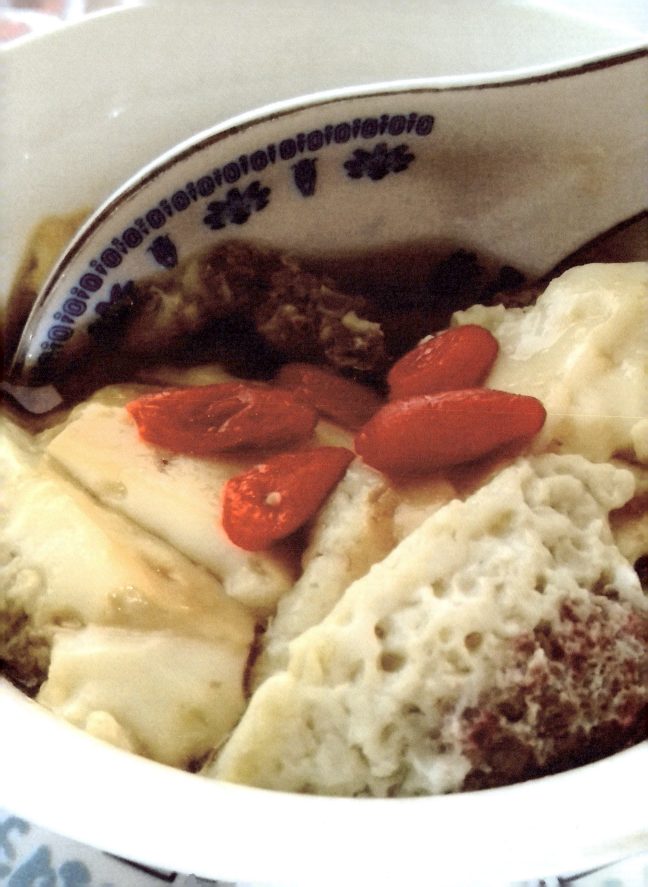

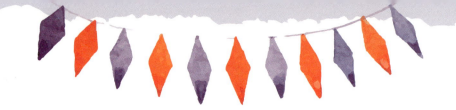

香菇瘦肉粥，健康从早餐开始

在各式各样的滋补食谱中，粥都是占有绝对比例的，喝粥养生几乎已经成为共识，特别是对于老人和孩子，粥不但易于消化吸收，更可以加入多种食材以补充微量元素，所以经常给孩子煮粥喝也是预防营养不良性贫血的一个好办法。

这里给大家介绍的香菇瘦肉粥是图图外婆最拿手的，被我偷师过来之后，得到了图图小朋友的首肯。这款粥不仅美味，配料中的里脊肉、香菇和油菜都是含铁丰富的食材，特别适合给宝宝补铁，图妈力荐哦！稍微啰唆一下，补铁的最佳选择还是瘦肉和动物肝脏，蔬菜中的铁不容易被吸收，但相对来说，油菜是所有绿叶蔬菜中补铁效果最好的，所以我选择了油菜心作为配菜。

看看成品图，还蛮有食欲的吧？对于2周岁以上的宝宝，可以稍微多加入一些蔬菜，这样可以让宝宝同时摄入足够的维生素和纤维素；对于小一些的宝宝，则建议大家把少量蔬菜切碎，尽量多煮几分钟，有助于宝宝消化吸收。

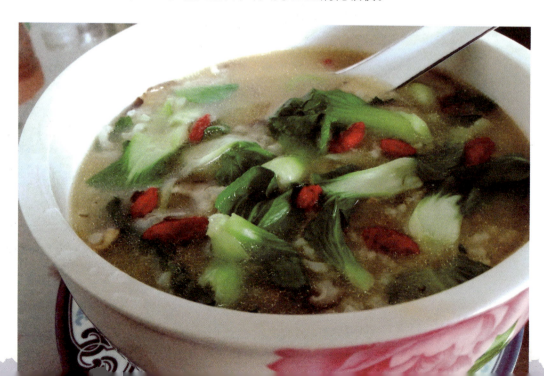

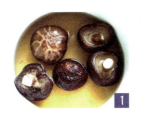 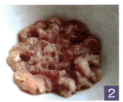 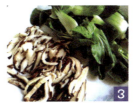 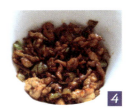

配料 香菇5枚，里脊肉50g，油菜心5枚，大米100g，淀粉、料酒、橄榄油、草菇老抽、香油少许，葱、姜各适量。

步骤一

干香菇泡发（图1）；

步骤二

里脊肉切细丝，以少许淀粉及料酒腌制5分钟（图2）；

步骤三

香菇切细丝，入开水锅中焯2分钟捞出；油菜心入开水锅中焯2分钟捞出（图3）；

步骤四

炒锅烧热，放少许橄榄油烧热，放入葱姜末烹香后倒入里脊丝，至全熟时淋入少许草菇老抽，出锅备用（图4）；

步骤五

锅中放清水烧开，将大米与焯好的香菇丝一同倒入（图5），小火煮30分钟，倒入炒好的里脊丝及焯好的油菜心，5分钟后出锅；

步骤六

淋入少许香油即可。

TIPS

1. 里脊肉以淀粉、料酒腌制可去除腥味且口感鲜嫩；
2. 香菇和油菜心必须经开水焯过才能煮粥；
3. 菌菇类食物要熟透，所以香菇丝应与大米一同开始煮；
4. 烹炒里脊丝时已加入少许老抽，故而粥出锅前无需额外添加食盐。

煮粥是一件比较花时间也比较花心思的事情，但只要对宝宝的健康成长有所助益，相信爸爸妈妈们都会感觉值得，更何况那个香气四溢的过程，也着实是一种享受呢。现在很多上班族的爸爸妈妈更倾向于给宝宝方便快捷的早餐，这实际上也是一种无奈的选择，那么就让我们在晚餐和周末的时间里多下下功夫吧，一起来体验煮粥吃的幸福与甜蜜。

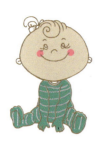

附录 A
小儿生长发育指标

一、体格生长指标

（一）体重

新生儿出生体重平均为3kg，生后第一周内生理性体重下降3%~9%

1周岁体重平均为9kg，2周岁12kg，2周岁到青春前期每年增长2kg

体重计算公式：

＜6月龄婴儿，体重（kg）＝出生体重＋月龄×0.7

7~12月龄婴儿，体重（kg）＝6＋月龄×0.25

2周岁~青春期前期，体重（kg）＝年龄×2＋8

（二）身高

新生儿出生时身高平均为50cm，前半年每月增长2.5cm，后半年每月增长1.5cm

1周岁身高平均为75cm，2周岁85cm，2周岁以后每年增长5~7cm

2~12周岁身高计算公式：

身长（cm）＝年龄×7＋70

（三）头围

新生儿平均头围34cm，3个月40cm，6个月42cm，1周岁46cm，2周岁48cm，5周岁50cm，15周岁54~58cm

（四）胸围

出生时比头围小1~2cm，约32cm；1周岁时与头围相等，约46cm

二、骨骼的发育

（一）囟门

前囟：出生时1.5~2cm，约12~18个月闭合

后囟：6~8周闭合

颅骨骨缝：3~4个月闭合

（二）脊柱的发育

3个月颈椎前凸，6个月胸椎后凸，1周岁腰椎前凸

三、牙齿的发育

乳牙多于出生后6~8个月萌出，最早4个月，12个月未出牙可视为异常

乳牙20个，2~2.5周岁出齐，2周岁内乳牙数为月龄减4~6

恒牙的骨化从新生儿时期开始，6周岁萌出第一磨牙

四、运动功能的发育

2个月开始抬头，4个月学会翻身，6个月会坐，8个月会爬，1周岁会走，2周岁会跳，3周岁会跑、骑三轮车

五、语言的发育

2个月发喉音，3~4个月咿呀发音并能笑出声，5~6个月发单音、认识母亲及生熟人，7~8个月发双重音，9个月懂再见，10~11个月能模仿成人动作，1~1.5周岁能说出物品及自己的名字，2周岁会用简单语句表达需要

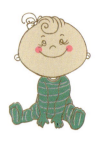

附录 B

疫苗接种时间表（北京市计划免疫程序）

年龄	卡介苗	乙肝疫苗	甲肝疫苗	脊髓灰质炎疫苗	百白破三联疫苗	麻疹疫苗	麻风疫苗	麻风腮疫苗	乙脑疫苗	流脑疫苗
出生	√	√								
1月龄		√								
2月龄				√						
3月龄				√	√					
4月龄				√	√					
5月龄					√					
6月龄		√								√
8月龄						√				
9月龄										√
1周岁									√	
1.5周岁			√		√			√		
2周岁			√						√	
3周岁										√（A+C）
4周岁				√（A+C）						
6周岁					√（白破）					
小学四年级										√（A+C）
初中一年级		√								
初中三年级					√（白破）					
大一新生					√（白破）	√				

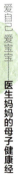

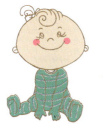

后记
Postscript

陪伴，是最长情的告白。

从图图小朋友出生到现在，这句话一直激励着我。陪他吃饭，陪他玩耍，陪他面对每一次疾病，陪他迈进幼儿园的大门……虽然作为一个职场妈妈，我不可能分分秒秒陪在他的身边，但在有限的时间里我尽力了，这让我倍感欣慰，也让图图始终都知道，我是爱他的。而正是这份爱，成为了我写下这些文字最原始的动力。

想当初在网络社区动笔写第一篇育儿经的时候，我的想法特别简单：就是想要记录下图图成长过程里那些值得我总结的经验和教训，特别是一些疾病的甄别和应对方法，一方面可以作为我自己的备忘录，另一方面也可以为其他新手妈妈提供育儿思路。很幸运的是，我坚持了下来，五年来，我养成了一个好习惯，也实实在在帮到了一些处于迷茫中的妈妈们；所以当摇篮网运营经理鲁玲和电子工业出版社的牛晓丽编辑为我提供了这个整理出书的机会时，我非常愿意也非常感动，我很自豪自己能够完成这样的一件事。

我也特别感激图图小朋友，毫不夸张地说，是他塑造了一个崭新的我。除了用文字留住他成长中的精彩点滴外，在这五年里，我还先后涉足了旅行摄影和糕点烘焙这两大领域，一直以来，我都是个很容易对事物产生执着和狂热感情的人，而今我越来越深刻地感受到，当一份执着和狂热有了具体的爱作为支点时，我能够收获到的，就是无与伦比的精彩生活。除了前面那几十篇健康经，这也是我希望能够跟大家分享的一点小体会，真心地说，陪伴孩子长大是一件很不容易的事情,需要我们努力学会各种新技能,但如果我们能够用积极的心态去学习,而不是疲于应付,生活真的会为我们打开一扇扇五彩缤纷的窗。

我不想在后记里有很多说教式的内容,然而"爱自己"这个命题,却是我无论如何想要一遍又一遍说给大家听的。各种各样的育儿小段子里都提到过,妈妈健康了才能把宝宝照顾得更健康,妈妈开心了才能让宝宝也感受到快乐。我很同意这个说法,前面一句自不必说,后面一句有图图小朋友的"金句"为证——"我当然开心了,因为妈妈开心呀!"所以说,千万别忘了把爱分给自己一些,陪伴孩子健康快乐地成长,需要我们自己健康的身体和健康的心情。

周湛帆、王淑梅、王来友也参与了本书的编写,在此一并感谢。